毒物与药物的世界史

毒と薬の世界史
—ソクラテス、錬金術、ドーピング—

的

世界史

［日］船山信次————著

林枫————译

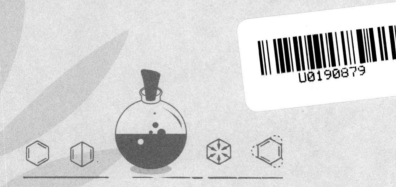

重庆大学出版社

前言

　　我们知道土豆的芽有毒，我们也知道河豚有剧毒。我们还知道只要厨师拥有河豚处理许可证，他做出来的河豚就能放心食用。平时有点儿小擦伤，我们会给伤口消毒，或是贴张创可贴。有头疼脑热、蚊虫叮咬，我们也知道用哪些常备药去处理，大部分情况下我们都能从这类中毒、化脓、头痛、发热与瘙痒等症状中解脱出来，平安无事。

　　也就是说，平时我们多会在不经意间，熟练地使用药物或巧妙地规避毒物，顺利度过每一天。我们顺理成章地享受着如此的现状。然而从整个人类历史来看，我们获得这种享受的日子并不长。

　　要想在人类史中明确地指出人从何时开始跟毒与药打交道恐怕是不可能的。说起人之为人的历史起点，比如开始使用火种或工具，开始定居于某地等，的确能举出几个转折点。毫无疑问，人类开始积极使用毒与药的这一行为也能算作转折点之一。甚至可以推测人类是为了记录毒与药的相关知识才发明了文字、黏土板和纸张等记录手段。事实上，这些古老的记录中必定包含着毒与药的信息。从历史上看，毒与药和人类文明息息相关。

进入现代社会，人类通过崛起于19世纪后有机合成化学，制造出了许多种在当时完全不曾出现的毒与药。换句话说，不论有益还是无益，种类繁多并且数量巨大的毒与药从此介入我们的现代生活。

"毒"，常会给我们一种负面印象，其实毒并非有百害而无一利。一方面，使用得当的话，它也能给我们带来巨大的帮助。比如杀虫剂、抗菌剂、除草剂等产品，对被喷洒到的虫、微生物或植物来说是毒药，但对人类来说是福音。并且，若没有那些名为杀虫剂或农药的毒，现今的地球上大概没办法存活这么多人。另一方面，在我们称为"药"的物质中，很多是在它们以"毒"为名时就名扬四海了。比如，近代医药品中有种重要的肌肉松弛剂十烃季铵，它的研制就是从南美的植物箭毒中获得的启发。还有乌头属植物虽是著名的毒草，但同时也是重要的汉方药材。毒与药有着上述相似的两面性，单从一方面去解读是毫无意义的。毒性与药性也并非它们的本质属性，只是以人的标准将它们划分为毒或药罢了。

对于生活在现代的我们来说，如何巧妙地与种类繁多且数量巨大的毒与药打交道可谓一大生存课题。因此，为了让各位进一步了解毒与药，本书将带领大家一起探索各种毒与药是如何登上人类历史舞台的，又是如何与人类共同前进的。

目录

第
1
章

古代的毒与药

人类是从什么时候开始使用药的呢？人类又是从什么时候开始认识毒的呢？作为现代人，我们当然知道毒与药的本质都是化学物质。然而，在尚未知晓化学或化合物这类概念的时代，或是完全不知药理学为何物的时代，人类就已经开始认识了毒与药，并使用它们了。

说不定，当初人类还是从毒与药和食物的关系开始认识它们的。患了某种疾病时，人类通过食用某种动植物或矿物使得病情好转，由此发现了它们的疗效，而日积月累的知识则推动了药物的形成与使用。

即便如此，人类在相当漫长的时间里还是通过求神拜佛来对抗病魔的。在日本，人们保持着除厄（女儿节、七夕等都来源于此）的习惯，自古以来对药师如来的信仰也诉说着这一传统。合理使用药物或是接受外科手术，可以说都是近代才开始形成的行为习惯。

当然，古代世界对毒的记载并不多。不过，还是有那么几件值得玩味的轶事，本章把它们归纳起来集中论述。

考古学家在埃及发现的一部写于公元前1552年的古籍（《埃伯斯莎草纸手稿》）中就已记载了毒与药的内容。埃及金字塔大约是公元前2700年至公元前2200年这500年间建成的，而这部古籍则是金字塔时代衰落700年后著就的。除此之外，《神农本草经》在公元前200年左右问世于中国。后面也会提到，《神农本草经》将包括矿物在内的医药品按毒性分为上、中、下三等，逐一解说。

由这些事实我们可以窥见，获得了文字与记录媒体（黏土板、羊皮纸、莎草纸、纸张等）的人类争先恐后地记录着毒与药，看上去甚至像是为了记录它们才发明了文字与记录媒体似的。

在日本古代对毒与药的记载中，东大寺正仓院供奉的医药品名录《种种药账》颇为秀逸。该书记载了60种可入药为毒的生药或矿物，并附有756年（天平胜宝八年）6月21日的日期。很特别的一点是，名录中有相当一部分药物留存至今，可谓世界范围内极为宝贵的文化遗产。此外，成书于9世纪后半叶至10世纪前半叶的《竹取物语》对毒与药的记述也颇有意味。

地球、毒与药的诞生

地球的诞生、毒与药的诞生

距今约46亿年前，地球诞生了。当时它是个炽热的球体，之后慢慢变冷，形成了充满二氧化碳的环境。地球上最初出现的生命是微生物，那是大约35亿年前。这么说来，最早构成微生物的化学成分在那时候出现的，其中当然也包括掌管遗传的 DNA、RNA 以及蛋白质。虽说很早以前就出现了源自矿物的毒与药，但地球上出现生物之后，那些源自生物的毒与药——我们称之为化合物的物质便随之诞生了。

地球自诞生起至今约46亿年实在太过漫长，让我们化繁为简，把这46亿年换算成1年来做个图示（以下称为换算历），如图1.1所示。

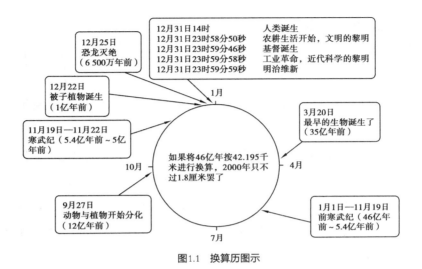

图1.1　换算历图示

人们把地球从46亿年前诞生起经过的40多亿年称为"前寒武纪"，这段时光极其漫长。前寒武纪之后的寒武纪，指的是5.4亿年前到5亿年前大约4 000万年的这段时期。按照前面所说的换算历，这段时期差不多是在11月19日到11月22日3天间。寒武纪是各种生物呈爆炸式增长的时期，甚至可以说涵盖了各种生物的所有类型，三叶虫是其中的代表性生物。

被子植物的诞生大约在1亿年前，也就是白垩纪。白垩纪约从1.4亿年前开始，至6 500万年前恐龙灭绝结束。有一种说法是，恐龙的灭绝可能与被子植物的诞生有关。因为在含有生物碱这种化学成分的显花植物中，被子植物占据压倒性的比例，裸子植物、隐花植物则少得可怜。生物碱不仅显示出急性毒性，还具有遗传毒性，也许是这些化学成分导致了恐龙的灭绝。

另外，1亿年说来简单，其实是一段很漫长的时间。当今时代已进入21世纪，1亿年则是2 000年的5万倍，也就是把这漫长的2 000年岁月翻来倒去重复5万遍。若是把这2 000年与地球的46亿年按照马拉松的42.195千米进行换算，2 000年只是区区1.8厘米罢了。

源自生命的毒与药的诞生

现在，让我们来看看，在这漫长的地球历史中人类的足迹占据了多少。一句话：实在是短得令人不忍直视。

人类的诞生，有人说是400万年前，也有人说是600万年前，在此我们假定是400万年前，按照换算历，差不多是除夕下午2点的光景。大约1万年前，人类开始固定居住并发展农耕生产，出现了类似文明的黎明，请你们猜猜在换算历里相当于什么时候？除夕夜里11时58分50秒！也就是说，是在还有1分10秒就要结束这一整年的时候。基督诞生于23时59分46秒，从那时开始到现在，虽然已有2 000多年，但在换算历中不过才14秒，而明治维新至今仅相当于1秒。

我们发明各种科学技术支撑着如今舒适快捷的现代生活，但从开创近代文明的工业革命开始至今也不过2秒。在这短短的2秒里，我们却借助科学的力量战胜了各种疾病。面对天花、鼠疫、结核等说不定会灭绝人类的疾病，我们研究出牛痘和抗生素，创造出清洁的生活空间，顺利地渡过了各种难关。然而，从整个地球历史的角度来看，我们无时无刻不在被提醒：人类真是相当渺小的后辈。一方面，我们当然可以享受科学的恩泽，而另一方面我们也必须谦虚地接受自己只是个初来者的事实。我们仰仗科学的力量成功地抑制住了病原菌和病毒，但我们不能因此骄傲自大。人类只不过是地球上数亿物种中的一种罢了。而迄今为止，地球上出现过的数亿物种里的绝大部分都已灭绝，这是摆在我们眼前的严峻事实。

太古时代的毒与药

说起动植物的毒，常有人会问："这是不是动植物为了免受其他生物侵害而形成的防御机制？"真正的理由（如果真有理由的话）当然只有造物主才知道，不过，我们可以认为这或许是生物多样性的结果。生物是不可能为了对抗外敌而有意识地花工夫或努力让自己带上毒性的。换句话说，我们应该这样理解：在种类繁多的生物中，有一些只是碰巧天生携带着所谓的有毒物质存活到了现在。

据估计，现在地球上栖息着数千万种生物，而如上一节所述，迄今为止地球上诞生过的物种恐怕已达数亿。如此众多的生物降临于世，其中条件相对优异的会留存下来，这也是很正常的。现在，含毒生物之所以多少显得有点出挑，那也是它们为了生存必然向有利的方向进化的结果。

例如，日本以南的温暖海域里栖息着一种只会缓慢移动的生物——芋螺（也称鸡心螺），冲绳人称波布[1]螺，因为这种海螺具有很强的毒性，甚至有人因它而不幸丧生。这种行动缓慢的生物之所以能在生存竞争中杀出一条血路并存活至今，我们认为是它碰巧拥有了含毒的铦，既吓退了人类，又帮它捕食到了鱼类。

古埃及、古希腊、古罗马的毒与药

刻在黏土板上的楔形文字和《埃伯斯莎草纸手稿》中的毒与药

苏美尔人曾在中亚的底格里斯河、幼发拉底河流域与现代的伊拉克周边建立了古代美索不达米亚文明。通过解读公元前 2000 多年前的黏土板上镌刻的楔形文字，我们发现这些楔形文字记载了 250 多种植物性药物、180 多种动物性药物以及 120 多种矿物性药物。很快，美索不达米亚文明的种子传到了它的邻居埃及，并开出了名为古埃及文明的花朵。

---

1 波布：主要分布于冲绳群岛的毒蛇。——译者注

在围绕尼罗河流域发展起来的古埃及文明中，人类发明了莎草纸这种书写介质。莎草纸（papyrus）也是英语中paper（纸）一词的词源。《埃伯斯莎草纸手稿》是德国的埃及考古学家埃伯斯（1837—1898）1872年在卢克索从叙利亚人手里购得。人们在位于卢克索以北、底比斯墓地的某具木乃伊的膝盖之间发现了它，经考证，手稿完成于公元前1552年。这幅卷轴宽30厘米，长达20米，分108个单元翔实地记载了各种疾病的症状与对应的治疗方法。除此以外，它还记述了药物处方、调制方法与使用方法。经过分析，包括酒、无花果、芦荟、蓖麻油、番红花、薄荷、鸦片以及像天仙子之类具有较强毒性的物种也记录在案。天仙子中可以提取到的主要成分为阿托品。总之，《埃伯斯莎草纸手稿》中仅仅作为药物被记录下来的动植物和矿物就有约700种。1922年，人们在帝王谷发掘了著名的图坦卡蒙陵墓，这位法老的在位时间约是公元前1333年至公元前1324年[1]，相比之下，此手稿还早了200多年。

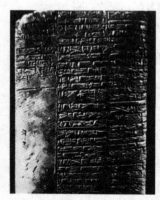

图1.2 镌刻了各种药名的黏土板
资料来源：酒井志津编撰的《药与人类》。

由古代黏土板上镌刻的楔形文字（见图1.2）或《埃伯斯莎草纸手稿》这种记录了医药与毒物的古老文献来看，正如本章开头所言，人类就像为了留下毒与药的信息而发明了文字与记录介质。

苏格拉底与毒芹

在古希腊，有一种处死罪人（主要是指政治犯）的刑罚是让其服食毒芹种子的浓缩液，苏格拉底（公元前470—公元

---

1 图坦卡蒙（公元前1341—公元前1323）是埃及第十八王朝的法老，9岁登基，19岁暴亡。——译者注

前399）就是这样被处死的。其临终前的状况由柏拉图（公元前427—
公元前347）记录在《斐多篇》一书中。我们摘录了其中一部分，翻译
如下：

> 先生起初还能到处走动，过了一会儿，他就说腿好像灌了铅，
> 最后仰躺下来休息。这是让先生服毒的男人让他这么做的。
>
> 　　然后，那个男人摸了摸他的身体，过了一会儿又检查了他的
> 脚尖和小腿，之后用力按压他的脚尖，并询问是否有感觉。
>
> 　　"没有。"先生如此回答。
>
> 　　接着，那个男人在先生的小腿上重复上述动作，就这样他逐
> 渐往上，并一步步告诉我们，先生正在一点点变冷、发硬。最后，
> 他再次触摸了先生的身体，说道："当毒到达心脏时，他就死了。"
>
> 　　　　　　　　　　　　　　　　　　　　　　　　　　　（《斐多篇》）

毒芹是原产于欧洲的芹科植物，整株都含有名为毒芹碱的神经毒
素，这也是一种生物碱。毒芹碱中毒的症状是，麻痹由手足末端开始
向身体中心蔓延，而这与苏格拉底临终前的状况是吻合的。

克利奥帕特拉与毒蛇

托勒密十二世的女儿、著名的埃及艳后——克利奥帕特拉七世
（约公元前69—约公元前30）并不是个漂亮的"花瓶"。她富有学识，
据说她对毒物尤为感兴趣，还曾拿囚犯来试验各种毒物的效果。

克利奥帕特拉被奥古斯都打败后遭到追逼，最后借毒蛇之牙自尽。
尽管这种说法流传甚广，但关于她的死其实有着种种想象与新的解释。

比如，关于自杀。目前，已知最古老的记录来自希腊思想家、传
记作家普鲁塔克（约46—约120），据其所述，克利奥帕特拉是让眼镜
蛇科的阿斯普（埃及眼镜蛇）咬破手臂而死。但是，有研究表明她用

的是蝰蛇科的毒蛇，关于下毒的部位，也有说不是手臂而是乳房的。更有一说，克利奥帕特拉是用藏于发簪中的蛇毒自尽的（松井寿一《药的文化志》）。让我们看看普鲁塔克在《希腊罗马名人传》里对临终前的克利奥帕特拉是怎样描述的：

> 　　某人如是说：他让毒蛇阿斯普悄悄钻入无花果堆，藏于青叶之间。克利奥帕特拉原本只求不见毒蛇而死于毒牙，未料拨开青叶恰见毒蛇。她边呢喃"终究是来了"，边向其伸出雪白的手臂。（略）她的手臂上留有两个小孔，于是有人断言，那正是阿斯普的噬咬。
>
> 　　　　　　　　　　　　　　　　　（《希腊罗马名人传》第一卷）

　　据说克利奥帕特拉研究过多种毒物，发现了这种可迅速令人如熟睡般安详死去（现代来说这是种神经毒素）的埃及眼镜蛇。而蝰蛇科的蛇毒会在噬咬的部位引起剧烈的出血症状，不仅流血不止，皮肤还会溃烂甚至坏死。现在我们所知的蛇毒大致可分为神经性毒素和溶血性毒素两种。举例来说，前者有眼镜蛇、海蛇及其近亲，后者有栖息在日本的蝮蛇和波布蛇。此外，栖息在美洲大陆的响尾蛇也是后者里的一种。

　　或许，克利奥帕特拉并未选择会令皮肤溃烂坏死的蝰蛇，而是让埃及眼镜蛇咬破乳房，安详地迎来了生命的终结。这说起来对死者或许有些不敬，但埃及眼镜蛇与乳房的搭配难道不是最美的吗？

解毒药糖剂

　　解毒药糖剂是公元前3世纪左右的文献中记载的万能解毒药。当时流行以各种毒物实施暗杀，而解毒药糖剂就是心怀恐惧的权贵们对抗毒杀的最著名手段。

　　解毒药糖剂包含多种处方，其中，以罗马帝国第五位皇帝、因暴政而臭名昭著的尼禄（37—68）的一位侍医安德罗马柯斯的处方最为出名。据说他的糖剂是用60多种药物经秘法调制而成。那之后中世的欧洲各地都广泛地使用这种糖剂。今天欧洲各地的药类博物馆里还能看见盛装糖剂的药壶。

罗马皇帝的侍医中还有个叫盖伦（约129—约199）的人。他是继"医学之父"希波克拉底（约公元前460—约公元前375）之后的名医，在西方医学史上的地位仅次于希波克拉底。从中世纪到近代，西方医学很长一段时间里都将普林尼（约23—79）、狄奥斯科里德斯（约40—90）和盖伦的著作奉为圭臬。

《药物论》与大普林尼的《自然史》

《药物论》又称《希腊本草》。该书著于77年，作者是古罗马皇帝尼禄的军医并巡游各地的狄奥斯科里德斯。这部著作是西方最早的本草书，用希腊语写作而成。该书全套共5卷，分类记载了958种药物，其中包括动物药（80种）、植物药（600种）和矿物药（50种）。关于植物，书中记录了它们的名称、别名、鉴别方法、调制方法、储藏方法、药效、适用对象、用法、用量等信息，生姜、胡椒、芦荟、大黄等阿拉伯产药用植物也都记录在案。此外，书中还有后世的帕拉塞尔苏斯增补的一句话："毒亦为药"。

《药物论》是从药的角度，以动物、植物、矿物这些原料为基准进行的分类；与之相对，后面将论述的中国《神农本草经》系按毒性强弱把药分为上药、中药、下药，根据药对身体的不同作用进行分类，这与前者可谓大相径庭。

另一边，与狄奥斯科里德斯同一时代、出生于古罗马的普林尼（大普林尼）曾编著了一部长达37卷的《自然史》。其中，第20到第27卷提到了植物药剂，这8卷的标题分别是"蔬菜的药效"（第20卷）、"花与花冠"（第21卷）、"草本类的药效"（第22卷）、"栽培树的药效"（第23卷）、"森林（野生）树的药效"（第24卷）、"野草的药效"（第25卷）、"治疗身体各处疾病的药草"（第26卷）以及"带有药效的其他植物"（第27卷）（大规真一郎编《普林尼自然史——植物药剂篇》）。该书对药物的分类方法与《药物论》一样，也是以入药的原料为基准，这点着实值得玩味。

古印度、中国的毒与药

印度文明与《阿育吠陀》

印度文明大约于公元前2300年兴起于印度河流域。公元前1500年左右，印欧语系的雅利安人入侵印度，吠陀时代就此开始。文献中几乎没有留下多少有关古印度毒与药的记录，不过，印度教的宗教诗歌集《阿育吠陀》里反而记载着一些有关医学或健康的内容，人们把它们当作传统医学传唱至今。

所谓阿育吠陀，意思是"生命的知识"。照书中所说，人体是由空、风、火、水、土这五种元素构成的，而人的健康与这些元素的平衡密不可分。《阿育吠陀》记载的几乎都是植物性药物，包括桂皮、生姜、胡椒、甘草等2 000多种。

神农氏与《神农本草经》

造纸术，与指南针、火药、印刷术并称为中国的四大发明。传说西汉已存在粗糙的纸了，东汉（25—220）的宦官蔡伦（约50[1]—约121）于105年发明了以布、麻、木片等为原料的造纸术，大幅改善了

1　蔡伦的出生年份存在争议，有学者认为应该是61年或63年。——译者注

纸的质量。6 世纪时，纸经由朝鲜半岛传入日本。

中国古代有一位与药和农耕密切相关，据说他以"尝百草知医药"的方法完成了《神农本草经》这部药物著作。相传该书著就于东汉时代，但并未留下实物，人们只能通过后来中国南朝齐、梁时期的本草学者陶弘景（456—536）所著的《本草经集注》来了解其内容。不过，后者的正本也已失传，现在所知的只是根据那之后出现的种种解说书推断出的内容罢了。纸张的诞生仿佛就是为了等待这些著作的出现。

《神农本草经》里共记载了 365 种药物，分为上药（120 种）、中药（120 种）和下药（125 种）3 类。其中，上药不含毒，中药部分含毒，下药多数含毒，不可长期服用。也就是说，这本书按毒性给药物分了类，而这种分类方式可以说是前所未有的。

此外，在《本草经集注》之前，医疗相关的主要专著有张仲景（约150—约219）结合古代流传下来的医学知识与自身经验编撰的《伤寒杂病论》。此书在后世分为《伤寒论》与《金匮要略》两册，一直流传到现代。

秦始皇与长生不老药

秦始皇（公元前 259—公元前 210）曾下令焚毁于己不利的万卷书籍，并活埋了众多学者，这一暴行世称"焚书坑儒"。他还曾大肆强征民众修筑万里长城，可谓一位专制的君主。

古往今来，但凡手握权力的上位者，谁不渴求长生不老？但凡有这样的当权者，就会有一批善于利用此种欲望的投机分子。公元前219 年，秦始皇命令徐福寻找长生不老之药。据说徐福带上精选的数千名童男童女、五谷种子与器物道具，声称到东海之上的仙人岛求药，谁知一去不复还。这段故事记载于司马迁（约公元前 145—约公元前86）编撰的《史记》（约公元前 91 年）中。据说，东海之上的仙人岛或许指的是日本。事实上，日本各地也都有关于徐福的传说。

唐朝历代皇帝与丹药

中国古典巨著《周礼》中记载了含汞或砒霜等物质的矿物药（毒），它们被称为"五毒"。要击败缠身的病魔，就得靠这些药（毒）。所谓五毒，指的是亚砷酸（大概是硫砷铁矿）、雄黄［五硫化二砷（As_2S_5，或As_4S_{10}）］、石胆［硫酸铜（$CuSO_4$）］、丹砂（辰砂、硫化汞）、磁石［四氧化三铁（Fe_4O_3）］这五种矿物。

在那之后，把矿物炼成长生不老药的炼丹术风行起来，这种技术与道教思想有关，孕育出了长生不老丹。"丹"字有"红色"的意思，同时还有"（长生不老）药"之意。这或许含有以鲜艳的红色象征血液（生命）的意味吧。

所谓丹药，指的是水银与硫黄的化合物硫化汞（HgS），硫化汞可由天然丹砂（辰砂是一种红色的化合物）产出。草木虽能成药，但焚烧后就成了灰。丹药则万变不离其宗，象征着生生不息（见图1.3），这就是服用丹药的根本思想。

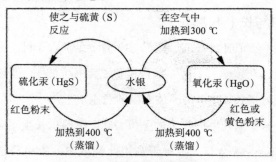

使之与硫黄（S）反应 　在空气中加热到300 ℃

硫化汞（HgS）　水银　氧化汞（HgO）

红色粉末　红色或黄色粉末

加热到400 ℃（蒸馏）　加热到400 ℃（蒸馏）

图1.3　丹药（硫化汞）的变化

尽管硫化汞置于空气中颜色会慢慢变暗，但以400 ℃高温加热时就会变为游离态的汞。汞在空气中被加热到300 ℃时会变为氧化汞，温度上升到400 ℃时又会再次分解为游离态的汞。将游离的汞与硫黄混合则会变回硫化汞。

实际上，汞的化合物非但不是长生不老的妙药，多数还带有很强的毒性，比如氧化汞在现代就被归为有毒物质。事实上，中国唐朝（618—907）的20位皇帝中，至少有6位（二代太宗、十一代宪宗、十二代穆宗、十三代敬宗、十五代武宗、十六代宣宗）恐怕都是死于丹药中毒。

现在街头巷尾随处可见各种保健食品，它们的流通渠道不同于医药品，我们又会不会跟服用丹药而折寿的唐朝皇帝们犯下同样的错误呢？

时值唐朝的659年，出现了一本记载有850种药物的著作《新修本草》，又名《唐本草》。它包括本卷21卷、药图25卷、图经7卷、目录1卷，是一部共54卷的药物规格书。换句话说，这是最早由国家制订的药物规格书，相当于现代的药典。

古代中国有一种以矿物药构成的处方，名为"五石散"。这是由曹魏的何晏（约195—249）研究出来的，据说不仅能治疗疾病，还能让人心情舒畅。它具有很强的药效，使用时必须注意。首先，当药效发作——专用术语叫"散发"时，患者必须不停地走动。这就叫"行散"或"散步"。

东汉末期，出现了名医华佗。华佗（约145—208）曾是《三国志》中的名人曹操（155—220，追尊为太祖武帝）的侍医，后为曹操所杀。后文我们将会提到，江户时代的华冈青洲对华佗研制的麻醉剂——麻沸散十分感兴趣，从而制得了类似麻沸散的通仙散，用于全身麻醉。

古代日本的毒与药

您可无恙

在古代日本的史料中，有关天皇或天皇身边事的记载相当多。

607年（推古天皇十五年），第三十三代推古天皇（554—628，592—628年在位）与圣德太子（574—622，第三十一代用明天皇皇子）向中国隋朝（581—618）派出了遣隋使小野妹子。在献给当朝皇帝隋炀帝（569—618，604—618年在位）的国书中，圣德太子写了一句十分著名的话：“日出处天子致书日没处天子无恙乎（日出之处的天子向日没之处的天子进献一书，您可无恙）。”据说，看到国书的隋炀帝不但强调了双方并非对等关系，更是因对方称自己为日没处天子而勃然大怒。

国书中“您可无恙”一词里的“无恙”，现在还经常出现在客套话中。所谓“恙”，人们常用的是“疾病”或“灾厄”这层含义，其实它原本指的是恙虫所致的虫害。尽管以我们现代人的视角来看，古人对“病”的概念还十分稚拙，但自古以来有关疾病的记述却十分吸引人。

恙虫病指的是携带立克次氏体的恙虫通过叮咬进行扩散的传染病，曾发生在新潟、山形、秋田各县的河川地区以及富士山麓、伊豆七岛等地。立克次氏病原体会在患处形成坏疽引发溃疡。在7～10天的潜伏期中，患者会高烧达39℃～40℃，之后慢慢退热。这是日本特有的地方病，屡屡致人死亡。不过，现在的抗生素已经可以有效地治愈这种疾病了。

《万叶集》与药

《万叶集》这部歌集，收编了从第十六代仁德天皇皇后到759年（天平宝字三年）的诗歌4 500余首。其中，668年（天智天皇七年）由额田王（生卒年不详）与大海人皇子（约631—686）在五月初五狩药时所作的两首尤为著名。

狩药，说的是于611年（推古天皇十九年）初次进行的仪式，时间是阴历五月初五。原本这项仪式是采集入药用的鹿茸，668年那次大概是采集药物与染色两用的紫草吧。额田王最早嫁给大海人皇子（一说是以女官身份入宫），生下了十市皇女，作这首诗歌的时候，她已经入了天智天皇的后宫。此处众说纷纭，暂且按下不表。

额田王的诗歌是这样的：

> 原上茜霞射，信马行至紫草野，遂及标禁场，守野者岂不见哉，望君挥手振衣袖。

（卷一至二〇）

对此，大海人皇子做了如下回应：

> 茜霞射紫草，娇美宛如吾之妹，心虽欲憎汝，明知汝已为人妻，吾亦恋恋难自已。

（卷一至二一）

后人对这两首诗歌有诸多解读，甚至有人用古朝鲜语解释出了十分情色的含义（李宁熙《万叶集新说》）。将《医心方》译成现代语的槙佐知子曾大胆地提出这样的推理："守野"是不是可以解释为"视为守野"呢（槙佐知子《日本古代医术》）？因为"守野"在万叶假名中虽写为"守野者"，但它既可念作"守野"也可念作"视为守野"。

让我们前进若干时代，808年（大同三年）平城天皇下令编纂的《大同类聚方》中有一味处方叫作"乃母里[1]药"，用于治疗精神方面的疾病。因此"乃母里"又可作为"心乱"的代名词，于是"守野者岂不见哉"这句念作"视为守野岂不见哉"时，便有了"难道周遭不会将您视为心绪混乱之人吗"的意思。换句话说，读者能从中品出"请勿心存狂念"的意思。这首诗歌出现时，假设"乃母里"这味处方已经

1　乃母里：发音为nomori，与"守野"的原文"野守"发音相同。——译者注

存在于世，如果说，在原本那层"要是被皇室药园的标野看守（守野者），即天智天皇看到了可如何是好"的意思背后，还有一层"请勿心存狂念"的意味，那么这首诗歌的遣词造句真算是相当有深度了。据说当时，额田王已年近四十。这两首诗歌与其说是描述刻骨铭心的恋爱，不如说是深知男女之情的双方在逢场作戏罢了。从当时天智天皇与皇太弟大海人皇子的权力关系来考虑，无论过去与这位女性如何亲密，这都不是正面吐露恋爱情感的时候。

双方对歌后过了短短4年，672年（壬申年）天智天皇驾崩，为了继承皇位，天智天皇之子大友皇子（648—672）与大海人皇子之间爆发了古代日本最大的内乱——壬申之乱。在壬申之乱中战败的大友皇子自尽身亡，获胜的大海人皇子则即位为天武天皇（673—688年在位）。

紫草的根因可将织物染成尊贵的紫色而得到广泛使用。当时，礼服的颜色按尊贵等级依次为紫色—红色—绿色—缥色[1]，紫色最为尊贵。此外，紫草的根还可入药，名为紫根，现代用于治疗灼伤或痔疮等疾病的紫云膏，主要成分就是它。紫草的花白白的、小小的，并没有惊艳的美貌。因此，返歌[2]中"茜霞射紫草，娇美宛如吾之妹"一句，一直以来多解释为"如紫草之花那般美丽"，但"身染兄长（天皇）后宫尊贵的紫草之色"这个解释似乎远比前者更贴切。

紫色这个叫法虽得名于紫草根部的颜色，但紫草这个名字的念法其实来源于日语中"群开"这个词，也就是以这种大量群集而开放的状态为它命名的。然而，这种植物的野生种群现在已归为濒危品种，数量极其稀少。除了紫草，茜草也能用根做染料，其本身也可入药

1　缥色：浅青色。——译者注
2　返歌：指大海人皇子返回给额田王的和歌。——译者注

（称为"茜草"或"茜根"），有通经、解热、强身健体之用。茜色也是从这种植物的名称衍生出来的颜色名。不过虽说这名字来源于它红色的根，但日语中"红色"的词源其实来自"明亮"一词。由于这种颜色类似西下的夕阳，"茜"字便由草字头与"西"组合而成。

此处，我们举出的和歌是最为有名的一对，其实，人们在作《万叶集》诗歌时还大量引用了其他植物，这之中当然有对植物的喜爱之情，而那个时代的人们其实早已将各种植物作为食材或药品，对他们来说这是极为稀松平常的事。食物和毒与药之间还存在着调味料这种物质，万叶时代的日本人已经开始使用生姜、花椒、茗荷、山葵来做调味料了。

因幡白兔与蒲穗

日本最古老的历史书《古事记》，是由太安万侣（？—723）接元明天皇（661—721，707—715年在位）旨意，根据天武天皇敕令稗田阿礼（生卒年不详）口诵的《帝纪》与先代的《旧辞》，于712年（和铜五年）撰录完成的。《古事记》分上、中、下三卷，分别记述了天地开辟到鹈草葺不合命、神武天皇到应神天皇以及仁德天皇到推古天皇几个阶段的历史事件。

《古事记》包括神话传说与众多歌谣，全篇以天皇家为中心贯彻国家统一的思想。由于当时的皇统已从天智天皇一方转为天武天皇一方，因此书中的内容是站在效忠天武天皇的角度来记述的。本居宜长（1730—1801）曾把《古事记》念作"古代诸事文集"。1979年（昭和五十四年）有人在奈良市的茶田里偶然发现了太安万侣的墓，同时出土的墓志一时成了热门话题。

目前所知的日本最古老的植物药使用记录之一是《古事记》中的"因幡白兔"。大国主命路遇一只被剥去毛皮的白兔，他教白兔在蒲穗上打滚，从而救了它的命。现在，人们称蒲穗中的花粉为蒲黄，可作为止血的外用药。

713年（和铜六年），元明天皇下令编纂各国的风土记，包括郡乡名的由来、地形、产物、传说等。它们中留存至今的有出云（岛根县）、常陆（茨城县）、播磨（兵库县）、丰后（大分县）、肥前（佐贺县、长崎县）五国风土记，其中完本仅《出云国风土记》一部。为了与平安时代、江户时代编纂的风土记加以区别，后来将其命名为《古风土记》。

养老律令与三毒

养老律令，最早由藤原不比等（659—720）等人从718年（养老二年）开始编写，757年（天平宝字元年）由其孙藤原仲麻吕（706—764）提案施行。其内容与藤原不比等在701年（大宝元年）施行的大宝律令几乎一致。

养老律令中记载了关于三毒的内容，并说明了对它们进行买卖、持有、使用时将受到的刑罚。三毒，指的是附子、鸩毒及冶葛。

三毒之中，附子指的是将毛茛科乌头属类植物的根晒干后获得的产物，因其有剧毒而闻名。乌头有相当多的近亲，据说超过500种，它们的分布从日本开始，横穿中国，一直扩散到欧洲。乌头因其花的形状似舞乐中使用的乌帽子而得名。英语圈中将这类植物称为Monk's Hood（修道士的头巾），可见也是由花的形状得名。

第二种鸩毒，来自毒鸟——鸩。传说这种叫鸩的鸟经常食用毒蛇，从而体内也聚集了毒性。16世纪末记录医药用动植物与矿物的《本草纲目》也记载了这种鸟，并且配了插图。从图上来看，鸩鸟很像现在的大型鸟类"蛇鹫"。要获得含剧毒的亚砷酸，需要加热硫砷铁矿，用升华法加以精制，加热时在硫砷铁矿上方放置鸩鸟羽毛，即可回收到附着其上的亚砷酸。因此有学说认为，并非存在鸩这种鸟，而是人们将附着了亚砷酸的鸟羽称作鸩这种毒鸟的羽毛，这种说法也许就是真相所在。人们一直认为世上不可能存在毒鸟这种荒唐无稽的东西，但事实上，毒鸟是确实存在的。1992 年，有人在新几内亚确认了它的存在，并明确检验出了有毒成分，我们将在第 2 章中具体论述。

三毒之中，冶葛一直以来都笼罩着迷雾，近年人们终于判明它是钩吻属植物的根。关于冶葛，我们将在本章的鉴真东渡扶桑与正仓院药物部分详细阐述。

药师如来信仰与药师寺的建立

药师如来信仰是从飞鸟时代开始的，圣德太子为了给父亲用明天皇祛病消灾而建造了药师如来像，该像的特征之一是手持药壶，但药师寺的药师如来等古老佛像却不都具有这一特征。药师如来信仰萌芽于医术为咒术的时代，一直延续至今。

奈良大佛建成之前的 680 年（天武天皇九年），天武天皇为给皇后鸬野赞良皇女（后为持统天皇，645—702[1]，686—689 年称制，690—697 年在位）祈祷健康，发愿建立药师寺。然而，686 年天武天皇就驾崩了，建立药师寺的任务便交给了皇后。694 年（持统天皇八年）迁都藤原京，697 年 7 月 29 日药师寺本尊开光点眼（也有说本尊完成于 688 年）。8 月 1 日持统天皇让位于孙子轻皇子，文武天皇（683—707，697—707 年在位）就此诞生。698 年，药师寺的伽蓝[2]基本完成。这座药师寺又称本药师寺，一直延续到平安时代，不过现在只剩下基石了。710 年（和铜三年）迁都平城，药师寺随之转移到了现在的地点，730 年（天平二年）东塔落成后，主要伽蓝基本完成。

---

1 按照当时的纪年是 702 年 12 月，实际是 703 年 1 月。——译者注
2 伽蓝：寺院或寺院的主要建筑群。——译者注

药师寺本尊药师如来又称医王如来，像高2.547米，它不像通常的药师如来那样手持药壶，侍奉在他两边的是日光菩萨和月光菩萨。药师三尊台座上的图案明显有着舶来品的痕迹。具体来说，最上方的框内画的是希腊葡萄唐草纹样，其下方看起来像波斯的莲花纹样。此外，各面中央刻有印度传来的力神裸像浮雕，它们的姿态造型明显不是日本人。再者，下方框内雕刻着中国的四方四神，即青龙（东）、朱雀（南）、白虎（西）以及玄武（北）。这些纹样与雕刻表明，当时的文化是从希腊、波斯辗转至印度、中国而传入日本的。种种迹象表明，日本位于丝绸之路的最东端。

另外，现在的药师三尊究竟是从藤原京的药师寺（本药师寺）本尊移座而来，还是就地重新铸造，这个争论自明治时代以来就从未停息过。

奈良大佛与汞中毒

圣武天皇（701—756，724—749年在位）发愿建造的东大寺卢舍那佛，即奈良大佛，竣工于749年（天平胜宝元年），752年（天平胜宝四年）开眼。这尊大佛是镀金铜佛，据说当初大佛通体金碧辉煌。不过，在大佛开眼供养会时仅完成了头部的镀金。

制造金铜佛需要用到金汞漆，这种物质需将黄金溶解于汞中才能调制而成，之后将其涂抹在金属表面，再通过加热蒸发掉汞。据推断，为制造总重量达380吨的奈良大佛，需要用掉约437千克黄金与约2.5吨汞。镀金工程从752（天平胜宝年）年开始一直持续到圣武天皇死后的757年（天平宝字元年），历时5年之久。理论上汞本身有毒性，但变成氧化汞或化为细小的粒子之后毒性更强。在镀金的过程中，变成蒸气的汞粒子被吸入人体内，经长时间作用后发挥出毒性，因此，当时参与镀金的工匠，汞中毒者恐怕为数不少。

藤原四兄弟之死与光明皇后

大化改新（645年）时，中大兄皇子（后为天智天皇）的左膀右臂——中臣镰足（614—669）在临死的前一天由天智天皇赐予藤原一姓，成了藤原镰足，其子藤原不比等在朝中十分活跃。藤原不比等的四个儿子沾了他的光，均在当时的中央政府里出任左大臣或参议之职，为国效忠。藤原不比等的一个女儿宫子（养女？680？—754）成为文武天皇的夫人，之后又成为圣武天皇的生母。另一个女儿光明子（701—760，后为光明皇后、光明皇太后，孝谦天皇的生母）则成了圣武天皇的皇后。在她之前，从未有女子可以从臣下升为皇后。光明皇后于730年（天平二年）先后建立了施药院与悲田院，用于救济、保护病人和穷人。

737年（天平九年），由于天花流行，藤原不比等的四个儿子相继病逝。最先于4月17日过世的是参议藤原房前，享年57岁。接下来是7月13日同为参议的藤原麻吕（43岁），同月25日左大臣藤原武智麻吕（58岁）也撒手人寰，最后是逝于8月5日的参议藤原宇合（44岁）。后人认为这是源于他们相互探病而导致的交叉传染。然而，尽管四兄弟相继逝于天花，但有可能去探望患病的兄长们的宫子与光明皇后，却未见文献记载她们是否罹患此病。

孝谦上皇与看护禅师道镜

当时的人们患病后，加持祈祷仍然是主要的"治疗方法"。光明皇太后之女孝谦上皇（后重祚为称德天皇，718—770，749—758年及764—770年在位）患病时，身边有位看护禅师名为道镜（711—772）。道镜出身于物部氏一族的弓削氏，所以又名弓削道镜。孝谦上皇身边应该备有光明皇太后奉纳入正仓院的药物，这在当时已是最高级的了。她有没有使用这些药物我们不得而知，但请看护禅师来照看患病的上皇是因为，那个时代的人们笃信加持祈祷与咒术才是治疗的主要手段。

762年（天平宝字六年），孝谦上皇病愈后，道镜经上皇钦点，从少僧都（763年）、太政大臣禅师（765年）一步步升迁至法王（766年）。另一方面，藤原仲麻吕从继承了孝谦上皇皇位的淳仁天皇（733—765，758—764年在位）处获得惠美押胜这个名字。但是，他最后败于惠美押胜之乱（764年）并遭到杀身之祸。这场动乱，是惠美押胜通过淳仁天皇对孝谦上皇与道镜的关系进行劝谏而引发的。也有一说认为，仲麻吕（惠美押胜）早在这位表亲上皇还是阿倍内亲王的皇太子时代，就曾与孝谦上皇结下过颇深的梁子。

之后，丰前国（大分县）宇佐八幡宫传来所谓的神谕，曰"速让天皇之位于道镜"，为证明这一神托的真伪，需派敕使前往。769年（神护庆云三年）称德天皇指定身边的大尼法均（和气广虫，730—799）为敕使，但她以体弱为由，托她弟弟和气清麻吕（733—799）代为执行。然而，和气清麻吕获得的神托结果与道镜一派的意思背道而驰，于是这对姐弟被迫改名为别部广虫卖和别部秽麻吕，分别被流放去了备后国（广岛县）和大隅国（鹿儿岛县）。最终，770年称德天皇驾崩时，这对姐弟才得以返京。和气清麻吕后来获得重用，在桓武朝坐上了实务官僚的高位。他的儿子和气广世成为大学别当[1]，那之后，和气氏就成了代代行医的家族。

另一边，称德天皇驾崩后，道镜左迁至下野国（栃木县），并在772年（宝龟三年）逝于当地。然而，据说并没有具体的证据表明道镜有觊觎皇位的企图，也没有证据给出左迁的理由。另外，受后世儒教的影响，有人认为上述内容只是单纯为了贬低孝谦这位女天皇而编出来的故事罢了。

1　大学别当：相当于国子监的总管。——译者注

这一连串事件可以说是疾病或药物改变历史的案例。假如孝谦上皇没有请来看护禅师，或许藤原仲麻吕就不会惹祸上身了。

鉴真东渡扶桑与正仓院药物

753年（天平胜宝五年），鉴真（688—763）从东土大唐来到日本，传说他还带来大量药物。鉴真到时业已失明，据说他只要用鼻子闻一闻就能分辨各种生药，从未出错。这事究竟有多少可信度虽不可考，但能有这种传闻说明鉴真掌握的生药知识应该相当丰富。说不定在他带来佛教的同时，还把当时最新的医药信息一并传入了日本。

鉴真到日本三年后，适逢756年（天平胜宝八年）圣武天皇七七祭日之际，由光明皇太后主持，将献纳在奈良东大寺正仓院的60种药物编成《种种药账》，这部药物列表及其举出的生药一直留存至今。《种种药账》的末尾附有藤原仲麻吕和藤原永手（714—771）的署名。匪夷所思的是，药账整面盖满了天皇御玺，这成了藤原仲麻吕入手御玺的借口之一。

收纳于正仓院（见图1.4）的这些药物统称为"正仓院药物"，地上仓库内保存的生药被认为是世界上最古老的药物。然而从时间上来看，其中有很多药物毫无疑问是鉴真带来的。更进一步说，《种种药账》里记载的许多生药来自中国唐朝发行的类似药典的著作《新修本草》。

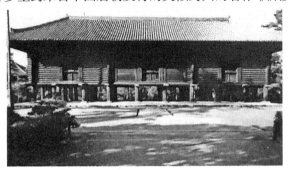

图1.4　正仓院

其中，尤以人参、大黄、甘草为多。据《种种药账》记载，大黄达到了991斤8两（约594.9千克）。1927年（昭和二年）的称量记录显示，形态完整的药物有两包（14.625千克），药尘三包（16.687千克）。而根据东京大学名誉教授柴田承二（1915—）率领的研究班运用近年的技术分析表明，这三种生药历经1 200年依然留存有效成分（船山信次《药局》第28卷，第1131页）。

《种种药账》中有一味生药叫作冶葛，也就是前文所述养老律令中的三毒之一。然而长期以来人们一直不知道这种药的正身。直到1996年（平成八年），科学家从保存下来的冶葛中提取出浓缩液，并分离出一种成分。经最新的机器分析法研究表明，这是生物碱的一种，名为钩吻无定形碱。由此科学家得出结论：冶葛的正身是马钱子科钩吻的根。这是千叶大学相见则郎教授（当时）的团队取得的业绩［ M.Kitajima et al., *Proceedings of the Japan Academy*, 74B（7），159（1998）］。这种植物生长于东南亚，主要有毒成分是钩吻无定形碱。正仓院药物的由来不禁让人浮想联翩。

《种种药账》里还有一种叫雄黄的药物。它的主要成分是硫化砷，外形看上去很像鸟蛋。现代人把硫化砷用作黄色系的颜料。这种物质有很强的毒性，不禁让人联想：当时献给正仓院的雄黄究竟是派什么用场的呢？

遣唐使或鉴真带来的唐朝医药知识对之后的日本医药文化产生了相当大的影响，从那以后，日本对药物的记述也带上了浓重的中国风。中国本草书中的解释，和日本当地植物的对照，就成了本草学这种医药研究的主流，这种状态几乎持续了1 000年之久。本草书中，平安时代末期从中国传来的《经史证类大观本草》（以下简称《大观本草》）和江户时代初期引进的《本草纲目》产生的影响尤为巨大。

药子之变与乌头

藤原药子（？—810），中纳言藤原种继（737—785）之女，是平安时代初期的女官。

藤原药子嫁给少纳言藤原绳主（760—817）后育有三男两女，平城天皇（774—824，806—809年在位）在还是东宫时娶了药子的长女，药子也由此升迁为东宫坊宣旨，受到东宫的宠爱。然而，桓武天皇（737—806，781—806年在位）对东宫和药子母女的关系心怀不快，便下令流放药子。

不过，桓武天皇驾崩后，曾为东宫的平城天皇一即位就再次把药子召进宫里，大同元年（806年）九月封其为尚侍。不久，平城天皇以体弱为由退位成为上皇，接着就进入了其弟嵯峨天皇（786—842，809—823年在位）时代。可是，后来平城天皇恢复了健康，开始冒出重祚的念头，藤原药子与其兄长藤原仲成（764—810）便一起劝他复位。接着，810年（弘仁元年）9月6日，平城天皇突然下诏迁都平城京。

嵯峨天皇知晓此事之后立刻剥夺了藤原药子的官位，并把她逐出宫去，那是在810年9月10日。同一天，藤原仲成被捕，于第二天9月11日处刑。又是在同一天，藤原药子坐上与平城天皇相同的轿子经由川口道前往东国，以期东山再起。嵯峨天皇于是命大纳言坂上田村麻吕（758—811）捉拿她。9月12日，平城天皇剃发入道，藤原药子则服毒自杀。有一说是当时她服用了附子（乌头）这种毒药，但没有确凿的证据，上述这一连串事件统称"药子之变"。原本"药子"指的就是为元旦进献给天皇的屠苏等食物尝毒的童女。拥有这个名字的藤原药子最后服毒自尽，也算是具有了某种象征意味。

日本的毒文化真正走上历史舞台是在之后的安土桃山时代左右，这个时代频繁出现用鸩或鸩毒进行毒杀的案例。不过，最早明确作为史实被记录下来的恐怕还是"药子之变"吧。记录了792—833年（延历十一年至天长十年）史实的《日本后纪》（成书于840年）和成书于镰仓时代初期的《水镜》等著作中都提及了此事。

平安时代之前的日本，从672年壬申之乱以前关于狩药的万叶歌，药师寺本尊开眼，记录了药物的《古事记》，737年相继死于天花的藤原四兄弟，753年鉴真渡日，756年记录正仓院药物的列表《种种药账》，757年施行的关于三毒（附子、鸩毒、冶葛）处置办法的养老律令，770年暗中活跃的孝谦上皇看护禅师——道镜的受挫以及药子之变等记载，我们能找到许多围绕毒与药发生的历史事件。

《竹取物语》和不老不死药

成书于平安时代初期、日本最古老的著作《竹取物语》中有一段关于药物的内容。这个故事很可能与奈良时代的正仓院、光明皇后等人，也就是那些跟药物相关的人与事物有着极深的渊源。故事中登场的车持皇子，原型是藤原不比等。前面我们已介绍过，藤原不比等有个女儿叫宫子。宫子的妹妹叫光明子，也就是后来的光明皇太后。她给正仓院奉纳了许多圣武天皇生前喜爱的遗物，其中包括大量药物。前面我们也提到，《种种药账》末尾附有藤原不比等的孙子藤原仲麻吕的署名。有个看护禅师对宫子抱有好感，名叫玄昉（？—746）。这位僧侣在717年随遣唐使去往大唐，735年回到日本。《竹取物语》的核心部分和最后与药物有关的部分给人以非常深刻的印象，而这个故事会笼络与当时最先进的药文化相关的人，也是非常自然的。

在这个故事中，辉夜姬对追求她的五位王孙公子说："谁能把我想要的东西带来，我就同谁结婚。"五个人中，车持皇子带来了蓬莱玉枝。蓬莱玉枝是生在蓬莱山中的一种"银为根，金为茎，白玉为果实的树"的树枝，据说是不老不死之药。他做了个假货献给辉夜姬，最终被辉夜姬识破了。长大成人的辉夜姬在八月十五返回月亮时并没有带走这不老之药，车持皇子道："辉夜姬若不在人间，这不老之药留它何用，请把它拿到离月亮最近的高山上烧掉。"于是御门（帝）的使者便去高山顶上烧了这药。那座山后来被称为不死山（即富士山），而焚烧着药物的山顶至今仍青烟不断。当我们把日本古老传说中出现的不老不死之药和蓬莱山，与之前所述的秦始皇派徐福去蓬莱山寻求长生不老药一事联系起来，就会显示出无穷的奇妙了。

另外，故事中还有一段关于"火鼠裘"的记述，看起来像现在说的石棉。江户时代的平贺源内曾对这种叫火浣布的材料做过介绍（详见第 3 章）。

能构思出如此广阔的故事背景，能描写出不老不死药或石棉这类事物，估计作者应属于当时的高级知识分子阶层，而且，没有去中国留学的经历也是写不出来的……

《医心方》与丹波康赖

日本最古老的医书是《医心方》，全书 30 卷。这部书的作者是平安时代的针灸博士丹波康赖（912—995）。《医心方》引用了百数十卷隋唐医书撰写而成。原典于 984 年（永观二年）进献朝廷，密藏于宫中，战国时代中正亲町天皇将它赐予了典药头[1]——和气氏流医家的半井端策。1982 年（昭和五十七年）文化厅出资向该家族的后代购买，1984 年将其认定为国宝。

明治时代，与下山顺一郎、长井长义一起构筑日本近代药学基础的东京大学制药学科的丹波敬三教授（1854—1927）就是丹波康赖的后代。演员丹波哲郎（1922—2006）是丹波敬三的孙子。

1　典药头：日本的律令制度下，宫内省下属的负责医疗、调药的部门叫典药寮，其长官称为典药头。——译者注

《医心方》第14卷中提到了屠苏酒这种药物，书中也记述了将它用作矿物药时的后果，也就是现在所说的药害，这着实令人吃惊。为了避免此种矿物药的伤害，患者必须不停地走动，"散步"这个词就是由此而来。关于散步，我们在之前古代中国的"五石散"一段中已有所论述。

《源氏物语》《枕草子》与当时的医疗

《源氏物语》是紫式部（约970—约1014）[1]创作的平安时代中期的故事，也是日本最古老的长篇小说。《源氏物语》的绘合卷中曾提到《竹取物语》是"成型故事的鼻祖"。除了《源氏物语》，紫式部从1008年（宽弘五年）秋至1010年（宽弘七年）正月创作了《紫式部日记》，其中1008年秋季时分记载的关于《源氏物语》的内容，成为确立该小说成书时期的根据。该日记还对同时代的清少纳言（966—？）进行了严厉的批判，书中说："清少纳言常面露得意，趾高气扬。那般口齿伶俐，写起汉字来却前言不搭后语，定睛细看，到处可见不足。"

紫式部与清少纳言分别是侍奉一条天皇（980—1011，986—1011年在位）的中宫[2]彰子（藤原道长的长女，988—1074）与皇后定子（藤原道隆的长女，976—1000）的女官，从这个层面来说也算得上死对头。那时第一次出现了皇后与中宫并立的现象。元服不久的一条天皇先娶的是定子，但因她的父亲藤原道隆过世而地位衰落，于是彰子就趁机上了位。

清少纳言著有一部随笔《枕草子》。该书第22段、46段、93段

---

1 根据近年的研究，紫式部是在970年到978年诞生，1019年去世。——译者注
2 中宫：日本的中宫最早是皇后、皇太后、太皇太后的总称。自村上天皇立藤原安子为皇后起，中宫成为皇后别称。一条天皇时，藤原道长迫使他册立两位皇后，并为此将中宫作为独立、等同于皇后的正式封号，从此天皇能同时拥有两位正配妻子，造成一帝二后的平妻现象。——译者注

中都提到了药玉这种东西。现在说来，它是一种用布将多种香草包成球状、扎上丝质缎带的装饰品。每年五月初五狩药之日，人们要给药玉换上新的装饰，之后一直挂在屋内，直到九月初九重阳节（菊花节）时再换成包着菊花花瓣的绢布球。《枕草子》中有这么一笔："药玉本应留到菊花盛放之时。可人人都会来扯上一缕包扎什物，转眼缎带便消耗殆尽。"（46 段）看来，等不到九月初九，装饰药玉的缎带就被人们扯去用光，很快就变得光秃秃的。这段话也让我们窥见了平安时代宫廷女官们与现代人几无二致、生气蓬勃的生活，确实十分有趣。

《枕草子》的"论病"一段里有个故事：一名胸闷不适的女性喊来僧人为自己读经。原文是"圣上亦来询问，选字正腔圆之僧人为之读经"（305 段）。而在"可靠之人"一段中，也有"患病之时，召多名伴僧来加持祈祷"的描述（252 段）。可以看出，那个时代的人还是更倾向于用祈祷来治病，而非药物。

金色堂与青森罗汉柏

平安时代末期的奥州霸者藤原清衡（1056—1128）于1124年（天治元年）在岩手县平泉町内修建了中尊寺金色堂。镰仓时代，为了保护金色堂，人们又在外面建造了覆堂。金色堂与覆堂都使用了一种叫青森罗汉柏的木材，堂内安置的阿弥陀如来坐像、观音、势至菩萨像也是用它建造的。甚至连摆放在阿弥陀三尊像的须弥坛下的装有藤原清衡、藤原基衡、藤原秀衡三代遗体的棺木，都是用贴了金箔的青森罗汉柏制成的，第四代藤原泰衡的首级则放置在父亲藤原秀衡的金棺内。

令人吃惊的是，金色堂虽有后来建造的覆堂保护，但从1124年（天治元年）建成到1962—1967年（昭和三十七至四十二年）的大整修，历经漫长的800余年都丝毫没有遭受白蚁或木材腐朽菌的侵害。

更惊人的是，虽然没有迹象显示古人对须弥坛下安置的初代至三代遗体以及四代藤原泰衡的首级使用了特殊的保存工艺，但它们都很完美地化成了木乃伊。人们研究发现，这或许就是青森罗汉柏中的桧硫醇等含七元环的环庚三烯酚酮系化合物的功劳，它们的抗菌活性可以抵御白蚁、木材腐朽菌、蜱螨和其他各种微生物的侵袭[T. Inamori et al., *Biocontrol Science*, 11, 49（2006）]。

进入现代人们才知道，青森罗汉柏因含有上述化学成分而可作为相当有用的建材，但平安时代的人们又是如何发现它的优良之处的呢？

《大观本草》与《药种抄》

请大家先来对比观察一下这两张图。它们都是人参，一边出自《药种抄》，另一边出自《大观本草》。经推断，《药种抄》是日本的亮阿暗梨兼意（1072—?）所著，成书于平安时代末期（约1156年）。《大观本草》则是1108年（中国北宋大观二年）10月发行的官本《经史证类大观本草》。约20年前唐慎微（1056—1136）所著的《经史证类备急本草》（约1090年）是其亲本，但现在已经失传了。

可以看出，这两张图在叶的外观与根的走势等方面都极其相似。相较之下，《药种抄》比《大观本草》差不多晚了50年，感觉也更接近实物。至少《药种抄》的图看起来并不是对《大观本草》的描摹。《大观本草》中，人参主根的长势更接近图案画。有可能《大观本草》的图也是来自对其他图画的描摹。而这两张图如此相似，说不定它们是以《大观本草》的亲本《经史证类备急本草》的图为范本。但可以说，这两张图都不像是人参实物的写生，而像是在从未见过人参的情况下对其他图画的临摹。

在《药种抄》收进人参的相关信息之前，它应该已经进驻正仓院了，但是一来，普通人没那么容易见到它；二来，院内保存的也只是

晒干的根部。很久以后人们才开始栽培药用人参，而在当时人们对鲜
人参是无从可知的。

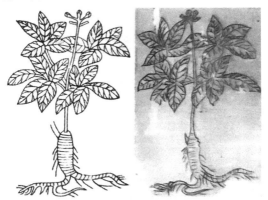

图1.5　《大观本草》的"潞州人参"图和《药种抄》的"人参"图

资料来源：左图，引自《代谢》1973年5月临时增刊号，中山书店出版；右图，引自天理图
书馆善本丛书《香要抄·药种抄》。

　　古代的《神农本草经》、陶弘景的《本草经集注》，还有唐代的《新
修本草》，都是在前人的本草书中不断添加新药物而著就的。然而，
这些书的原著都已失传，只能通过前述的《经史证类备急本草》中引
用的部分进行推断和复原。而《经史证类备急本草》的原本也已丢失，
在它发行20 ~ 30年后，作为官本出版的《经史证类大观本草》和《重
修政和经史证类备用本草》（约1116年）是留存至今所能见到的最终
样貌。

第
2
章

中世的毒与药

日本史里的中世指的是镰仓时代成立后，经过1221年（承久三年）的承久之乱，以及室町时代、安土桃山时代，直至1603年（庆长八年）确立江户幕府的这段时期。也有一说是1156年（保元元年）的保元之乱拉开了中世的帷幕。因此，本章所说的中世大致指的是1156年或1192年（建久三年）至1603年这段时期。

在中世前的很长一段时间里都由朝廷掌权，源赖朝（1147—1199）的上台让武士开始崭露头角。经过承久之乱，源赖朝之妻北条政子（1157—1225）的娘家北条氏掌握了实权，使得幕府凌驾于朝廷之上。也就是说，武士成了最高统治者。一直以来，人们认为镰仓幕府建立于1192年，但现在有一种说法更为有力，1185年（文治元年）源赖朝以追捕平氏残党与源义经的名义设置守护[1]和地头[2]，这时武家的支配权就开始向全国扩张。室町时代，在日本形成其独特文化的同

1　守护：各令制国的军警头目。——译者注
2　地头：庄园的监管人，为庄园领主和国衙征收租税和维护秩序。——译者注

时，种种外来文化也进入了日本，其中包括香烟、茶、火绳枪、鸦片、唐辛子等物产。另一方面，日本的中世，尤其是镰仓时代，也被认为是佛教的时代。临济宗、曹洞宗、净土宗、净土真宗、日莲宗等都是从镰仓时代开始的。

日本的中世与中国的宋朝（960—1279）、元朝（1206—1368）以及明朝（1368—1644）在时间轴的位置上大致相当。成吉思汗（1162—1227）也是在那段时期（1206年）统一内外蒙古的。

当时，欧洲处于大航海时代，人们为寻求香料频繁出海。哥伦布也正是在这个时期"发现"美洲大陆的（1492年）。在哥伦布一行从新大陆带回烟草的同时，也把梅毒带回了欧洲，继而扩散到全世界。而说到中世欧洲的瘟疫，要数13世纪的麻风病、14世纪的鼠疫以及16世纪的梅毒。尤其是又被称为黑死病的鼠疫，给全世界造成了深重的灾难。还有如今已查明的当时被称为"圣安东尼之火"的疾病，实为麦角生物碱中毒。

现代世界的三大饮料：咖啡、茶、可可，都是在中世传遍全球的。

起源于古埃及的炼金术也是在中世经由阿拉伯传入欧洲的。炼金术指的是将普通金属变成黄金的法术，据说能炼出不老不死的灵药。尽管这些目的最终都没能达成，但炼金术推动了人类对各种化学物质应用技术的发展却是一个不争的事实。

与动植物相关的知识在中世进一步发展，各国都开始创立大学。或许大家会认为人类对医疗的关注与人类历史一样久远，但其实直到14世纪医疗才正式成为医学，大学中开始设立医学专业也是在这个时期。不论是日本还是欧洲的中世，毒与药的知识储备与传播很多都与宗教密切相关。

女巫与毒草

女巫与暗黑时代

女巫，指的是中世时期基督教国家里的宗教异端者，她们必须接受火刑的虐杀。人们认为，女巫因与恶魔苟合而获得了特别的能力，这种能力会祸害农作物和家禽，由此她们惨遭迫害。被当成女巫的人中，除了一部分民间医者，还有很多只是单纯遭人怨恨或嫉妒的人。

风茄属于茄科，分布在地中海沿岸，是一种根出叶丛生的多年生草本植物，还有"曼陀罗""爱的苹果"或"寄宿恶灵的苹果"等别称。

自古以来，欧洲人就认为风茄具有妖异的特性，也有人说这种植物与女巫有关联。它常常被描绘成一副有脸、有手、有脚的拟人化模样。传说将这种植物从地里拔出来时，它会发出尖锐的叫声，听者不久就会身亡。因此，拔风茄的任务得交给狗，人要塞上耳朵站得远远的来指挥狗。植物拔出来，狗也死了。听说为了显得确有其事，有人卖风茄时还会拴上一条死狗。

风茄的果实和根中含有一种名为阿托品的生物碱，它除了能令瞳孔放大，大量服用时还会使人精神错乱。同为茄科的洋金花、走野老、曼陀罗花等也含有阿托品，第4章我们会再次讲到。洋金花别名风茄花，走野老得名于吃下它的人会在野山里狂奔，这些名字都体现出了阿托品的性质。

贞德与风茄

贞德（1412—1431）是英法百年战争（1337—1453）接近尾声时如彗星过境般的人物。当时英国大举进攻，奥尔良（法国最后的防波堤）被勃艮第军包围时，贞德听从"神的旨意"出兵迎战。那是个生死存亡的关头，如果奥尔良失守，法国全境就要沦为英国的殖民地。

1380年法国国王查理五世驾崩，之后查理六世也病故了，法国北部全都落入了英国的手里。后来查理七世（1403—1461，1422—1461年在位）即位，却连加冕仪式都没举行。已故查理六世的王妃——巴伐利亚的伊莎贝拉（1371—1435）曾企图出卖法国。查理七世是查理六世的儿子，但生母并不是伊莎贝拉。此时17岁的贞德横空出世，仅用4个月就扭转了战局，解放了奥尔良。这样一来，查理七世终于得以在1429年正式举行了加冕仪式。主张像历代国王那样在法国东北部城市兰斯举办加冕仪式的不是别人，正是贞德。那之后，查理七世被世人称作胜利之王。

1430年5月，贞德被勃艮第军捕获，引渡给英军之后被关押在法国北部的鲁昂城内。第二天，也就是1431年5月30日，她被当作宗教异端者（当时还没有确立女巫这个概念）处以火刑。

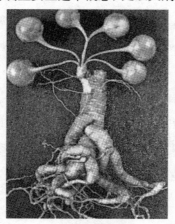

图2.1　风茄

资料来源：西村佑子《魔女的药草箱》。

贞德遭受异端者嫌疑时被冠上了种种罪名，其中一项就与风茄有关。当时对贞德所列的70条罪名中，第七条说的是："贞德利用胸前挂的风茄之力获得了富裕和现世的幸福。"也就是说，这名少女拥有超能力，无论打败英军也好，预言能力也好，统率力也好，还是辉煌的战绩也好，全都是仰仗了恶魔风茄的力量。

不过，包括这条在内，很多条目在之后都被删除，只剩下12条。尽管最后并没有证据证明贞德与风茄有关，但足以窥见当时社会对风茄的态度着实令人深思。

那之后直至1450年，在贞德被捕时毫不作为的查理七世下令对贞德的审判进行调查。结果，罗马教皇命令重新进行审判，1455年贞德的母亲上诉，由此对贞德进行了复权审判。1456年，法国在当初对贞德实施火刑的鲁昂宣布处刑审判无效。在464年后的1920年，罗马教皇厅追认贞德为圣女。

大航海时代的毒与药

哥伦布、烟草与梅毒

烟草最早传入日本时给人一种药物的印象，而对现代人来说它只是一种有害健康的物品，因为香烟中包括尼古丁与苯并（a）芘等致癌物质。

1492年哥伦布"发现"了美洲大陆，当时他看到加勒比海的原住民会把一种欧洲人不认识的植物药草晒干后卷起来吸食。美洲的原住民甚至会把烟吸进肺里。水手们告诉哥伦布关于烟草的知识与使用方法，他便带着它们回到了欧洲。16世纪，烟草的栽培从欧洲向非洲以及亚洲扩散开来。

江户中期的寺岛良安（生卒年不详）所归纳的《和汉三才图会》（成书于约1712年）显示，烟草在天正年间（1573—1592）传入日本。可能是通过葡萄牙或西班牙的贸易商船进来的，也可能是西班牙人在他们所占领的菲律宾种植了烟草，并将香烟当作一种万能灵药兜售给了日本人。英语中烟草写作 tobacco，而葡萄牙语和西班牙语中则写作 tabako。由此也如实地反映出烟草[1]传入日本的路线（大熊规矩男《日本的香烟》）。

进入现代，很多公共设施和交通工具中都推行禁烟，其实在江户时代初期的1607年和1608年就已两度颁布了禁烟令。1609年江户城内甚至禁止吸烟，但几次三番颁布禁令反过来说明禁烟令并未奏效。当时，实施禁烟令的最大原因是容易引起火灾（大熊规矩男《日本的香烟》）。

香烟是将茄科的烟草叶晒干后（干燥过程中会进行发酵）加工而成的产物，在中世的欧洲，人们认为它能治疗头痛、牙痛和传染病。但是在现代，它只不过是一种嗜好品。烟叶中含有大量尼古丁，尼古丁对昆虫来说是接触毒。因此，将它以硫酸尼古丁的状态提炼出来就可成为农业用杀虫剂的原料。1828年，科学家分离出了尼古丁，100年后的1928年，人们实现了用化学方法进行尼古丁的全合成。

尼古丁含有一种特别的臭气，味苦。对人类来说，每千克体重摄入1 ~ 4毫克尼古丁即会出现中毒症状，引起强直性痉挛，甚至导致呼吸停止、心脏停搏等。一支纸卷烟含有16 ~ 24毫克尼古丁，因此，儿童吸食约1支，成人吸食2 ~ 4支香烟，其中所含的尼古丁就会危及生命。家庭用品相关的健康伤害报告（厚生省，1996年）显示，儿童的误食事故中，数量最多的就是对香烟的误食，占了将近一半的比例。尼古丁易溶于水，儿童不小心误食后，切不可让其立即饮用水或牛奶。这样反而会将尼古丁溶解出来。

原本被当作毒物，后来却为人所用成为食品或药物的例子有很多，但与之相反的情况却出乎意料的少，而香烟就是这稀有的例子之一。

1　烟草：日语中发音为tabako。——译者注

茶、咖啡与可可

世界各地都有喝饮料的习惯，各族人民都有各自独特的饮料。其中，绝大部分人钟爱茶（包括红茶、乌龙茶等）、咖啡与可可，它们甚至可被称为世界三大饮料。

这三种饮料来自三种完全不同的植物。虽说不同地域的人们嗜好不同，但它们的共通点都是含有咖啡因、可可碱、茶碱等生物碱。科学家在1820年之前分离出了这些生物碱。咖啡因对中枢神经有轻微的兴奋作用，可以改善抑郁状态。同时，大量的咖啡因是有毒性的，美国有不少因服用大量咖啡因而自杀的案例。

绿茶、红茶、乌龙茶的原料都是来自山茶科的茶叶。其中，绿茶是摘取茶叶后直接用蒸或炒的方式给予高温，不让酶发挥作用而制成的。红茶则是将茶叶发酵后让其带有了独特的香气与色泽。乌龙茶则采取了介于绿茶与红茶之间的制法（半发酵）。

茶的原产地在中国云南省附近。根据禅宗之一临济宗的传人荣西禅师（1141—1215）所著《饮茶养生记》（初本成于1211年，再本成于1214年，古田绍钦全译注《荣西饮茶养生记》）所述，荣西禅师从当时的宋朝将茶种带回日本，日本的茶树栽培由此开始。他在1168年（仁安三年）和1187年（文治三年）二度入宋，第一次是4月去的但仅逗留了6个月，于是人们推测他大概是第二次入宋时将茶种带回来的，也就是1191年（建久二年）7月。

《饮茶养生记》的序言中有这么一句："茶乃末代养生之仙药，人伦延龄之妙术"。与其说茶是嗜好品，不如说是不老长寿的妙药，即阐述了其作为药的疗效。

就茶本身的使用，中尾佐助（1916—1993）曾在《栽培植物与农耕起源》一书中提出过"茶始于食用"的设想。冈仓天心（1863[1]—1913）的《茶之本》（英文，1906年）中也提到了"茶始于医药，后为饮料"。

在日本，人们认为茶具有使人长生不老的功效。荣西的书中还记载了，禅僧坐禅时，饮茶有助于驱散睡意，这在茶进入日本的初期就已为人熟知了。茶表现出提神效果的主成分是其中所含的咖啡因。在化合物中，具有提神效果的物质相对较少，除了咖啡因，我们还知道可卡因和类似冰毒的生物碱。但是，可卡因和冰毒对人的兴奋作用是咖啡因所无法比拟的。16世纪后半叶，茶进入了欧洲，它以红茶的形式成了欧洲人钟爱的饮料。

第二种饮料咖啡，它是由茜草科小果咖啡的种子调制而成。咖啡树原产于非洲，现在中南美、夏威夷等热带地区都在进行大规模种植。最早，人们在埃塞俄比亚发现了咖啡，它在6—9世纪左右传到了阿拉伯半岛。一开始人们把碾碎的果实团成球，或是直接把生咖啡豆煮出汁来饮用，13世纪左右，人们开始学会对咖啡进行煎焙。不过当时它只是一部分宗教者为了在冥想或祈祷时提神用的密药。15世纪中期开始，一般人也开始饮用咖啡，接着16世纪这股潮流到达土耳其，17世纪传入欧洲。在日本，据说最早是长崎出岛的荷兰商人把自家用的咖啡带入境的，那是17世纪中期以后的事了。咖啡真正走流通渠道进入日本则是在开国，即1858年（安政五年），缔结日美修好通商条约之后。

最后一种，可可，它用产于中南美的梧桐科可可树的种子（可可豆）调制而成。将可可豆发酵后脱去种皮与胚芽，碾碎后加入砂糖与牛奶，并以热水冲泡即成了可可饮料，热可可也称为热巧克力。作为

1　按照日本当时的纪年是1862年12月，实际是公历1863年2月。——译者注

植物名或食品原材料时，我们叫它可可豆，而作为食品名时则叫它可可。据说可可是哥伦布一行在 1502 年带进西班牙的。

可可豆富含一种名为可可碱的生物碱，巧克力与可可的苦味就来源于此。人体内具备充足的酶能够代谢掉可可碱，但犬类对它的代谢速度较慢，比如对小型犬来说，50 克左右的巧克力就会使其出现消化不良、脱水、过度兴奋等中毒症状。严重时可能引起癫痫甚至死亡，大家需充分注意。

本小节介绍的三大饮料所含的咖啡因类，与前一节所述的香烟含有的尼古丁一样，都是包含氮元素（N）的生物碱。

改变世界的茄科植物

出生于意大利威尼斯的马可·波罗（1254—1324）从 16 岁开始了长达 26 年的旅行，他的目的之一是香辛料。回国后，他以口述的方式完成了《东方见闻录》一书。

唐辛子原产于墨西哥，这种说法的支持者最多，不过也有一说是在南美玻利维亚。估计是当时侵略了该地的西班牙人把这种植物带回了本国。它的果实就是辣椒，在日本是一种十分流行的香辛料，汉方中称它为番椒，是一种中药材。它的辛辣味主要来自一种生物碱——辣椒素。

从唐辛子这个名字来判断，容易让人认为它来自中国的唐朝，其实它是先进入日本，然后才传入中国的。说到唐辛子传入日本的记录，最早它是 1542 年（天文十一年）葡萄牙传教士献给北九州一霸大友义镇（宗麟，1530—1587）的礼物。它与火绳枪是同一个时期（1543 年）传入种子岛的。

那之后，据说辣椒经由日本进入了朝鲜半岛，据推断那个时期与丰臣秀吉（1537—1598）出兵朝鲜（1592—1598）是重合的。也有一说是，当时辣椒作为攻击敌人眼目的武器被带到了朝鲜。说起辣椒在朝鲜半岛的应用，人们首先会想到泡菜，用辣椒来腌泡菜最早可追溯到17世纪后半叶。那之前人们都是用盐来腌泡菜的。

辣椒大约在1640年传入中国。因此，成书于16世纪末的《本草纲目》中没有关于辣椒的记载。16世纪它还传进了印度，成为制作咖喱的香辛料之一。那之前，咖喱中的辛辣味主要来自胡椒。

说起和辣椒在植物学上的同属青椒，它们的区别在于前者有辣味，后者没辣味。塔巴斯科辣椒酱采用了其他种的非洲辣椒作为制造原料，尽管它与辣椒是同属，但辣椒素量达到了后者的3倍左右。

除了本节中说到的辣椒和青椒，之前我们介绍的烟草和含阿托品的风茄等都属于茄科，甚至在食物中占有重要地位的土豆和番茄也是茄科植物。我们可以毫不夸张地说，茄科植物真是从食料、毒物、药物角度全方位地改变了整个世界。

文艺复兴、炼金术、科学与化学的黎明

莱昂纳多·达·芬奇

莱昂纳多·达·芬奇（1452—1519）作为意大利文艺复兴时期具有代表性的全能天才而闻名于世。除了各种各样的发明，他还会绘画、人体解剖等，十分多才多艺。他甚至提出了城区改造方案用以对抗当时横行的鼠疫。现在法国、意大利、英国等地还保存着约5 000张达·芬奇的著名手稿。实际上人们推断这只是他所留手稿的三分之二，还有三分之一都已不见踪迹（杉浦明平译《莱昂纳多·达·芬奇手稿》）。

尽管达·芬奇留下了大量的手稿，关于毒与药的记载却不多。大概因为他或那个时代的人对毒与药所知甚少，甚至根本没有这个概念，或者他自己大概对此也没多大兴趣。手稿里的备忘录中，有可能和毒物相关的植物记录只有8条，而且这些植物记录也都相当普通。说不定，遗失的那部分里才蕴藏着海量的信息。

帕拉塞尔苏斯与炼金术

炼金术士，指的是尝试把普通金属变成金银等贵金属或制造长生不老药的人。炼金术起源于古埃及，经阿拉伯传入了欧洲。炼金术世界里有种叫"贤者之石"的物质，中世的炼金术士为之上下求索，他们相信这种石头具有点石成金或令人长生不老的神力。

可到最后他们既没能点石成金，也没能炼出长生不老之药，但这种技术对各种化学物质的处理起到了不小的促进作用。于是，有个叫帕拉塞尔苏斯（1493—1541）的人登场了。

帕拉塞尔苏斯出生于瑞士苏黎世附近的艾恩西德伦，本名叫德奥弗拉斯特·菲利普斯·奥里欧勒斯·博姆巴斯茨·冯·霍恩海姆。他在新设的蒂宾根大学专攻医学，过着安静的学者生活。35岁左右时，他改名为帕拉塞尔苏斯，开始在欧洲各地巡游，同时进行医学和文学创作活动。帕拉塞尔苏斯这个名字也是为了表达他自认为比古罗马医学著述者塞尔苏斯（约公元前35—约45）更加伟大而取的自负的雅号。并且，他对当时支配医学界的希腊医学，即希波克拉底和古罗马的盖伦等主张的传统医学理论提出质疑，试图以实地观察和治疗经验为基础发起新的医学流派，其中甚至包括笃信砷、汞等毒物才是最有效的药物。帕拉塞尔苏斯引用了狄奥科里斯德斯的《药物论》中的一言，提倡这样的思想："所有的物质都含毒，不存在无毒的物质。该物质是毒还是药取决于其用量（毒亦为药）。"

那个时期，炼金术士中出现了一些热衷于制造药物的医疗化学家。帕拉塞尔苏斯也可称得上是医疗化学家的鼻祖。他说："炼金术不是为了制造金银，而是为了制造医药"（G. Sonnedecker，*History of Pharmacy*）。由此，帕拉塞尔苏斯这位炼金术士也被称为医疗化学之父。直到19世纪初迎来近代科学的黎明期，炼金术一直对医疗化学产生着影响，它是近代科学（与化学）诞生的基础。

东西方的药物知识与《本草纲目》的编纂

曾几何时，中国关于毒与药的知识是由遣隋使或遣唐使带入日本的，而进入中世，就像前述的荣西禅师从中国宋朝带回了茶种那样，宗教界人士成了知识的中心，僧人甚至成了最高端的科学传播者。当时的日本十分盛行从中国引进新知识，不过也是从那时起，日本渐渐开始形成自己独有的文化。

另一方面，《药物论》在欧洲被翻译成拉丁语，直到16世纪，人们都把它奉为药物世界的圣经。欧洲的城市或修道院中出现了一些药草园，用以栽培《药物论》上记载的药草。这些药草园渐渐成为系统教授医学的场所。当今植物学系谱显示，《药物论》亦为植物学的起源之一。此外，普林尼的《自然史》在很长一段时间里也对欧洲的医学和药学产生过影响。

世界上最古老的正统植物园在意大利，它是1543年建成的比萨大学植物园，1545年佛罗伦萨大学也建了一座植物园。意大利的植物园后来成了欧洲各地植物园的模板。

当时的日本有个叫永田德本（生卒年不详）的人，他曾巡游骏河、甲斐、相模、武藏诸国，其中在甲斐待的时间较长，人们也叫他"甲斐的德本"。据说他巡游时骑着牛，脖子上挂一个写有"一服十八文"（也有说是十六文）的纸袋。他精通本草学，为了采药而遍寻山野，贯彻经验实证主义思想，并致力于伤寒论医学的普及，可以说是后世汉方的基础——"古医方派"的先驱。据说他1630年（宽永七年）逝世时享年118岁，真是惊为天人的寿星了。

明朝的李时珍（1518—1593）在1578年完成了《本草纲目》。这本书是一部长达52卷的巨著，一共收集解说了1 892种药物和8 161种药方。当时日本处于室町时代末期，关于毒与药的知识仿佛也随着这本书的出版而揭开了走入近世的帷幕。

本草指的是制造医药的天然物质（植物、动物、矿物），《本草纲目》将当时与本草相关的各种出版物进行了汇编。主要的说明称为"纲"，比"纲"更为详尽的说明叫作"目"，该书由此得名。但是，该书没能于李时珍在世时推出，在他过世3年后的1596年才得以出版。据说现代有50个版本以上的《本草纲目》，最早的一版叫金陵本，1603年出版的叫作江西本，1640年的叫作武林本。

日本酒的酿造与加热

14至15世纪是酿酒技术出现长足进步的时代。世界上有各种各样的酒，所有酒都具有让人晕醉的成分——酒精。人们常说适量摄取酒精对身体有好处，并称它为"百药之长"，但饮用方式有误，或超过了适度的量，轻则让人神志不清，重则危害生命。换句话说，酒正是因使用方法不同而亦毒亦药的典型案例。

酒精进入人体内与酶发生作用变成乙醛，但这种化合物略带毒性。也就是说，酒后脸红、伴随头痛或恶心的宿醉、心跳加速、严重时丧命的恶果都是它惹的祸。不过，人体内同时存在可将有毒的乙醛继续转化成乙酸的酶。所以，只要适量、适度缓慢饮用，就不会有问题。当然，世界上有些人天生就缺少这种可将乙醛转化为乙酸的酶。

各色人种中都有部分人有或者缺少这种酶，这种酶在日本人中较常见。

这类人又叫作"下户",他们哪怕只摄入少量酒精都会迅速在体内积聚成乙醛,感觉非常难受。不仅如此,甚至还会危及生命。对下户来说,酒就是毒,所以绝对不能硬给下户劝酒,下户当然也不可对着上户逞强一口闷。

话说,世界上有那么多种酒,可以说酒是各民族文化的镜子。接下来我们介绍一下日本人喝得最多的红酒、啤酒和日本酒。

这些酒中,酿造方法最简单的是红酒(葡萄酒)。酿酒时先把葡萄碾碎获得葡萄汁,通过其蕴含的大量葡萄糖周边的酵母作用开始酒精发酵,从而得到红酒。它恐怕是史上人类最早亲近的酒类之一。不过,制法虽然简单,它的口味和风味却并不简单。

第二种是啤酒,制造时需用到大麦发芽后的麦芽,将大麦富含的淀粉转化为麦芽糖并进行酒精发酵后制得。啤酒的历史也很悠久,甚至可以追溯到公元前8000年至公元前4000年这段时期。埃及金字塔的壁画上也能看到酿造啤酒的图案,说明人类在很久之前就已经开始酿造啤酒了。但是当时的啤酒味道与现在的味道应该大相径庭,因为当时的啤酒酿造并未用到会带来独特苦味和风味的啤酒花。

使用啤酒花酿造啤酒可能是从14世纪开始的。啤酒本来是由各种药草泡成的保健药,因为人们发现这些药草中,使用啤酒花最为合适(美味)从而广为流传(春山行夫《啤酒的文化史》)。还有一说:加入啤酒花是为了防腐(坂口谨一郎《酒学集成》)。

说到日本酒,酿造者会同时用曲米来糖化淀粉和用酶来进行酒精发酵,这种做法十分复杂,世界罕见。酒桶里采得的刚酿成的日本酒原酒,其酒精浓度为20% ~ 22%,以发酵液来说这个浓度可谓世界最高了,原因就出自同时进行的糖化与酒精发酵。

日本酒酿造中,由于意外的微生物增殖而成不了最终制品的情况叫作"落火"。为了防止这种现象，日本的酿酒工厂会对发酵结束的日本酒采用短时间较低温的加热处理，这是从室町时代末期，即16世纪左右就保持下来的传统。这种处理方法叫"入火"。加热时的温度是手动调节的，据推断维持在50 ℃ ~ 60 ℃。用短时间较低温的加热来抑制红酒中微生物繁殖的做法叫作巴氏消毒法（低温杀菌法）。这是路易斯·巴斯德（1822—1895）在1866年提出的做法。具体做法是将已经装瓶的红酒加热到55 ℃持续数分钟，这样在保持红酒品质的同时还能阻断微生物的增殖，避免有害物质产生。现在，红酒、啤酒、苹果酒、醋、牛奶等容易腐败的饮料都会采用这种方法。实际上，"入火"这种技术本质上就是巴氏消毒法。这个方法在19世纪后半叶由巴斯德确立，在日本，早在300年前就开始使用这种方法了。

微生物作用于人类摄入的物质（食品、医疗品等）时，对人类有益的叫"发酵"，有害的叫"腐败"。这种生物活性和对人有益的药与对人有害的毒，感觉非常相似。

在日本，以日本酒为首，类似味噌、酱油、纳豆、臭鱼干、腌鱼、腌菜等，巧妙利用微生物的作用而制成的传统食品相当多。此外，传统的蓝染法也是利用微生物来显色的妙举。具体来说，将蓼蓝含有的糖苷转换成靛蓝的过程，就是利用微生物的发酵作用。织物浸在靛蓝里之后，只要与空气（氧气）接触，靛蓝就会氧化成蓝色的靛蓝，这样生成的靛蓝不溶于水。当然，过去的人们并不知道微生物的存在，微生物作用在他们心目中相当神秘，但从另一方面来说，先人们从古早年代开始就对微生物作用产生的现象进行细致观察，全面地考虑对策并加以利用，他们的智慧真是令人震惊。

占据现代医疗一大重要地位的抗生素也是微生物的产物。可以说，抗生素这个门类是借助微生物之力进行发酵应用的一个分支。现代日本发现并生产了许多新型抗生素，这也是日本人自古以来持续使用微生物之力所获得的结果。

欧洲大学与药局的出现

university 对应的拉丁语是 universitas，意思是合为一体。欧洲的大学，其历史都相当悠久，把它们成立的时代放到日本历史中去看，是比中世更早的古代末期。具体来说，世界上最早的大学大约建成于11世纪，它是以学生组织为中心的意大利博洛尼亚大学，创立于1088年。除此以外，牛津大学（1167年）、剑桥大学（1209年）、巴黎大学（1211年）、布拉格大学（1348年）、维也纳大学（1365年）、海德堡大学（1386年）等都是在这个时代建成的。

当时，大学由聚集起来的学生委托教员进行授课。在巴黎大学，学生们把自己建立的组织称作 university，把学生宿舍叫作 college，它们就成了现在这些名词的词源。

那时的大学很多围绕人文、神学、法学、医学这四个学部展开。其中，跟毒与药相关的学问在很长一段时间里都属于医学领域，后来才渐渐独立出去形成了专门的领域。巴黎大学在18世纪设立了药学部。这说明"药学"也像法学、医学、文学、神学等独立的"知识"一样，获得了人们的认可。现在，巴黎大学已取消了学部制，关于药学的研究和教育已归入巴黎第五大学。

另外，古代到中世这段古早时代里，欧洲的罗马（1016年）、威尼斯（1172年）、巴黎（1336年）、伦敦（1345年）相继出现了药局，并且还有常驻的药剂师。1240年神圣罗马帝国皇帝——统治西西里岛的腓特烈二世（1194—1250）制定了与药事相关的法律，第一条就是医药分业。

麦角、鸩、鸦片

麦角与圣安东尼之火

子囊菌的一种——麦角菌会寄生在黑麦中，生出一种像角（或者老鼠的粪便）一样的菌核，叫作麦角。

麦角曾经是一种令人恐惧的物质。因为人类食用含麦角的黑麦后，会接二连三地患上侵袭手足的怪病。人体摄入麦角后，血管会收缩导致血液难以流向手足，继而引起坏疽。因此，一旦麦角中毒，人的手足便会渐渐发黑，到最后血液完全不能流动时人们将失去手足。发病初期，患者会感到四肢如同火烧火燎，加上坊间流传着"去圣安东尼教堂祈祷就能治愈"的说法，这种病在中世被称为"圣安东尼之火"。患上这种病的人大多是死路一条，其实早在公元前600年的叙利亚黏土板上就已刻着警惕麦角的信息了。中世以来有关圣安东尼之火的记录从1581年到1928年绵延了近350年之久。

虽说麦角是一种危险的物质，但因为它能促进子宫收缩，所以对欧洲的助产妇们来说，自古以来就是她们的帮手之一。由此人们开始对麦角可促进子宫收缩的成分进行研究。结果表明，这种化合物叫麦角新碱。注射这种物质后，子宫会快速且剧烈地收缩。因此，这种化合物可用于防止产后大出血（在娩出胎盘的第三产程时使用）或是不完全流产（排清残留物、防止出血）。麦角生物碱共通的母核叫作麦角酸。LSD是从这种麦角酸半合成获得的化合物之一，我们将在后文对其进行介绍。

麦角在阐释毒与药同源这方面也是个不错的例子。

鸩与鸩杀

前文我们已经介绍过古代的"药子之乱"，有记录显示藤原药子是服毒自杀的，说到中世有关毒杀的文献，这里有一个《太平记》（成书于约1370年）中记载的案例。它说的是足利尊氏（1305—1358）毒杀比自己小一岁的同胞弟弟足利直义（1306—1352）的事。有关直义的死因还有些异说，也一并留在了书里。据说从中世末期的安土桃山时代起，日本出现了真正的毒杀文化（杉山二郎·山崎干夫《毒的文化史》），这个时代之后，狂言剧目《附子》和歌舞伎剧目《伽罗先代获》等作品中，开始频繁出现有关毒或毒杀的故事。

上一章我们提到，日本和中国都有鸩毒一词，说的是名为鸩（见图2.2）的毒鸟羽毛上带的毒。前述《本草纲目》中也有关于这种毒鸟的图例，它是一种类似蛇鹫的大型鸟。据书中记载，这种鸟栖息在南方，因为吞食毒蛇在体内蓄积了毒素而成了毒鸟。

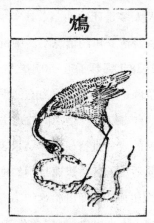

图2.2 鸩

资料来源：《本草纲目》。

用鸩毒进行的暗杀又称鸩杀，中国和日本的古代故事中常会出现这个词。在古代日本，原因不明的死亡多会归结到鸩毒上。但是很长一段时间以来，不少人也对这种毒鸟的存在持"纯属荒唐无稽"的态度。还有种假设也有较多拥趸：鸩毒并非来自毒鸟，而是来自附着了亚砷酸的羽毛。

一般来说，体内带毒的动物多数较为低等，人们一直怀疑是否真的存在毒鸟。不过在1992年，芝加哥大学的研究者们证实了毒鸟的存在（J. P. Dumbacher，et al.，*Science*，258，799-801，1992）。报告显示，新几内亚栖息的鸟类中，有些鸟的羽毛、皮肤、肌肉等组织中都含有有毒物质。这些鸟类均为林鵙鹟属，分别为黑头林鵙鹟、易变林鵙鹟、锈红林鵙鹟3种。其中，黑头林鵙鹟在当地叫作垃圾鸟，必须剥皮后经特别处理才能食用。

研究者们以对小鼠的毒性为指标对这种鸟的有毒成分进行分离，并使用气相色谱-质谱联用仪（GC-MS）和薄层色谱法（TLC）进行分析。结果显示，它和哥伦比亚箭毒蛙所含的有毒生物碱——箭毒蛙毒素之一——与已获得分离的蟾毒素是相同的。一只65克重的黑头林鵙鹟皮肤中含有15～20微克蟾毒素，羽毛中含有2～3微克。毫无疑问，这是世界首例在鸟类身上发现剧毒物质的报告。证明了世上存在毒鸟之后，鸩或鸩毒的故事也就无法仅用传说或无稽之谈这种字眼来收场了（船山信次《药局》29卷）。《本草纲目》记载的动植物基本都是真实存在的，鸩也不会是虚构的。

我们知道，由于箭毒蛙的钠离子通道感应不到箭毒蛙毒素，所以它自身不会受到有毒物质的影响。但是对于林鵙鹟属毒鸟是否知晓如何利用自身的有毒物质来保护自己这一点，目前还不得而知。此外，人们未能从这种毒鸟体内检测出箭毒蛙的主要成分之一箭毒蛙碱，那么检测出来的蟾毒素究竟来源何处也就成了一个谜。

鸦片罂粟与传播

鸦片罂粟在室町时代末期进入了日本，最初于津轻藩（现在青森县的一部分）登陆。那之后，江户时代第八代将军吉宗（1684—1751，1716—1745年在职）统治时期，津轻藩成了日本唯一合法的鸦片生产地，"津轻"也成了鸦片的异名。到1877年（明治十年）禁止鸦片为止，它都是当时津轻藩出售的"一粒金丹"的成分之一。

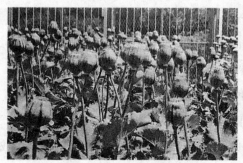

图2.3　一贯种罂粟（东京都立药用植物园）

现在，由于鸦片罂粟含有可做麻药的吗啡与可待因而禁止栽培，不过罂粟属的其他种，如虞美人、渥美罂粟以及鬼罂粟仍可栽培。人们常会把鬼罂粟跟麻药罂粟弄混，其实鬼罂粟是可以栽培的。此外，虞美人草（雏罂粟）和冰岛罂粟等，还有很多可栽培的罂粟属植物。然而，必须注意的是，偶尔会出现麻药罂粟与上述园艺用罂粟杂交的品种。

制造鸦片用的罂粟有"一贯种"和"土耳其种"等栽培品种。在日本，园艺师把这个品种改良成高达1.5米的大型罂粟，因为从一反（1000平方米）土地中可收获一贯（约4千克）重的鸦片，由此得名"一贯种"。

传染病和毒与药

人类历史也可以说是一部与传染病的斗争史。提到肆虐中世欧洲的代表性瘟疫，有13世纪的麻风病、14世纪的鼠疫，还有16世纪的梅毒。尤其是又被称为黑死病的恐怖鼠疫，甚至对全世界人口都产生了影响。那之后，17世纪至18世纪的天花（痘疮）、19世纪的霍乱与结核、20世纪的流感与艾滋病等，人类持续不断地与危及人类存亡的恶疾作斗争。当然，这场斗争中毒与药发挥了重要的作用。本节我们以中世为中心，说说给人类带来恐怖阴影的传染病。

麻风病

在日本，这种会令面部或手足末端产生麻痹或者面部结节破裂的病叫作癞病，进入昭和时代之后也被称为雷普拉[1]。现在，则以发现麻风杆菌的挪威医学家汉生（1841—1912）之名命名为汉生病。而且，现在"癞"字带有一种歧视，成了人们避讳使用的词语。日本曾在施行《癞预防法》（1931年）时因需对患者进行强制隔离而引发种种问题，故此该国在1996年4月施行了《废止癞预防法的相关法律》，将《癞预防法》废除了。

1941年（昭和十六年）科学家研发出了特效药普乐民，第二次世界大战后，东京大学药学部的石馆守三（1901—1996）等人合成出了这种药，并投放使用。现在，医学上采用普乐民与CLF（苯胺色素剂）和利福平（抗生素）三者并用的疗法。此外，克拉霉素或米诺环素之类的抗生素也十分奏效。现在人类已可使用药物完全治愈麻风病了。

鼠　疫

鼠疫也是一种令人谈之色变的传染病。1346—1351年，它肆虐于中世的欧洲，据说导致全欧洲人口减少了四分之一，即2 500万人死亡（一说是4 500万人）。有一幅画描绘了人们身披一种带着鸟嘴的奇怪长袍治疗鼠疫的情景，想必是为了防止感染。

鼠疫杆菌不像霍乱弧菌那样会释放对人体有害的毒素，而是通过不断增殖的方式侵蚀人体组织从而致病。1894年（明治二十七年），传染病研究所细菌学者北里柴三郎（以下简称北里）与东京帝国大学

1　雷普拉：一说来自古希腊语，表示皮肤鳞状、结痂等症状。——译者注

青山胤通的两个团队受命前往发生鼠疫的中国香港，结果却是一个天一个地：北里发现了鼠疫杆菌，而青山胤通则感染了鼠疫。近年，恰好在100年后的1994年9月，印度西南部的苏拉特鼠疫流行，出现了793名患者、51名死者。鼠疫是以老鼠身上的跳蚤为媒介进行传播的。它有腺鼠疫和肺鼠疫两种，前者发病后进入肺部将导致更为严重的肺鼠疫。随着肺鼠疫症状的加重，患者的咳嗽飞沫与痰也会成为传染源。

梅　毒

梅毒，是一种主要通过性接触方式传播，由梅毒螺旋体引起的疾病。梅毒在欧洲最猖獗的时期是16世纪。关于梅毒的起源有各种说法。其中，以15世纪末由哥伦布一行从新大陆带回梅毒螺旋体的说法最有影响力。

在没有抗生素的时代，医生对梅毒并没有切实的治疗方法，它成了频频致人死亡的恐怖恶疾。之前我们提到的帕拉塞尔苏斯曾用汞来治疗梅毒。

现在我们知道，青霉素等抗生素对梅毒螺旋体有着非常明显的疗效，早期治疗可以实现完全治愈。然而，感染后若经过较长时间（3年以上），体内的脏器、脑、脊髓、神经将陆续遭到侵袭，引起麻痹性痴呆、脊髓痨，直至死亡。梅毒患者虽然在逐步减少，但还无法杜绝。

天花（痘疮、疱疮）

天花曾是一种会夺人性命的可怕疾病。前一章我们也曾提到，日本古代藤原镰足的那四个在当时中央政权中枢供职的孙子因天花而相继殒命。

江户时代初期仙台藩初代藩主伊达政宗（1567—1636）因为只有一只眼睛而得名"独眼龙"，其实他会成为独眼也是源于天花。不过，在1980年5月瑞士日内瓦召开的WHO（世界卫生组织）第33次总会上，人们终于发出了天花解放宣言。种植牛痘这种免疫疗法造福了全人类。但是，现代仍存在将天花病毒用作生物武器的后患，各国随时都保持着高度警戒。

霍 乱

霍乱是冈底斯河下游的本土病。日本是在1822年（文政五年）流行起来的。霍乱在日本叫作"古吕利"，这是绪方洪庵（1810—1863）的《虎狼痢治准》和浅田宗伯（1815—1894）的《古吕利考》中提到的。浅田宗伯是一名汉方医，也是江户幕府的奥医师[1]、东宫侍医。他因首创止咳的"浅田糖"而闻名。霍乱分为真性霍乱、埃尔托型霍乱（类霍乱）、孟加拉霍乱3种。现在人们已经具体分析出了诱发霍乱的原因——霍乱毒素，这是一种蛋白毒素。哪怕出现霍乱引起的脱水症状，只要采用输液的对症疗法，就很少会危及生命。

结 核

结核是由结核杆菌感染引起的慢性传染病，这种病有着非常古老的历史。据说在公元前1000年左右的古埃及木乃伊身上，就已存在结核导致的脊椎骨疡现象。笛卡尔、卢梭、席勒、康德等名人都因结核丧命。随着工业革命的推进，大量人口从农村流入工业地带，重体力劳动、不卫生的居住环境、营养不良都助长了结核的蔓延。在日本，也存在像《女工哀史》（细井和喜藏，改造社，1925年）等书中描写的那种结核蔓延的地方。

科赫发现结核杆菌是在1882年，针对结核研发出的化学疗法出现

1　奥医师：江户幕府中为将军及其家属进行诊疗的医官。——译者注

在1943年，而能有效遏制结核菌的抗生素得以广泛使用则是在20世纪50年代左右。进入20世纪70年代，通过化学药剂异烟肼与抗生素利福平的双管齐下，人类终于实现了完全以药物根治结核（岛尾忠男《我们从与结核的斗争中学到了什么》）。不过，之后出现了对这些药品具备抗药性的结核杆菌，结核的化学疗法迎来新的局面。

流 感

1918年至1919年，全球因感染西班牙流感去世的患者据说高达4 000万～5 000万人。关于它的危害我们会在第4章中详细介绍，总之在现代，尤其今后，从禽流感衍生出来的新型流感导致的瘟疫（全球性流行）仍是悬在人类头上的一把利剑。

要对抗流感病毒，预先接种流感疫苗是十分有效的举措。但是，要给大批人群投放尚未流行的新型流感疫苗，从准备到实施还需要花费一些时间，而对病毒直接起效的医药品还为数不多。近年来，医院经常使用达菲（奥斯他韦）这种抗病毒药。不过，经观察发现，患儿服用该药剂后会出现强烈的副作用，这给药物普及带来了新的不安定因素。

艾滋病

艾滋病是20世纪80年代后出现的新型疾病。艾滋病（AIDS）是获得性免疫缺陷综合征（Acquired Immune Deficiency Syndrome）的简称，是HIV病毒感染、破坏免疫细胞后导致免疫功能障碍的疾病。因此，感染艾滋病后所有疾病都会难以治愈。原本艾滋病是通过性行为扩散的，在日本则是通过血液制剂爆发，即所谓的"药害艾滋"，造成了相当大的影响。现在，通过化学合成药齐多夫定等进行鸡尾酒疗法可大幅延缓艾滋病的发病进程。也就是说，通过延缓发病，将艾滋病变为和糖尿病等类似的普通慢性病，使患者与疾病和平共处，使其长期生存成为可能。

在第二次世界大战结束前一年的1944年，人们发现了对结核杆菌也能起效的链霉素。这种药物的发现改变了人们对结核这种疾病固有的观念。抗生素的发现也减轻了人类对麻风病、梅毒、淋病等传染病的恐惧。然而，埃博拉出血热、SARS（重症急性呼吸综合征）、BSE（牛脑海绵状病，疯牛病）等新型传染病的出现又给人类带来了新的恐惧。加之，对多种抗生素都具备抗药性的结核杆菌的出现、有可能爆发的新型流感等，未来将如何应对就成了摆在人类面前亟待解决的问题。

第3章

近世的毒与药

　　日本历史上的近世指的是从1603年（庆长八年）确立江户幕府开始到明治维新（1867—1868）结束的时期，基本就是整个江户时代（1603—1867），在西方，是指法国革命（1789—1799）与出现工业革命（18世纪后半叶至19世纪前半叶）的这段时期。

　　在化学领域，18世纪末，法国的拉瓦锡（1743—1794）反对当时主流的燃素说，提倡"氧气是单体"这一新的单体假说。燃素说主张：元素包括水和三种土（汞性土、油性土、石性土），其中油性土是燃素。燃素代表的是可燃性元素，也就是说，燃烧即燃素从可燃性物质中分离，最后剩下灰的现象。因此，可燃性物质就是灰与燃素的化合物。拉瓦锡不仅是一位伟大的化学家，1768年他还担任了税务官，但法国革命开始后，他不幸于1794年死在断头台上。拉瓦锡的一位友人——数学家拉格朗日（1736—1813）长叹道："砍下他的头颅只需要一眨眼的工夫，但生出他那样的大脑一百年也不够。"（爱德阿尔·古里莫《拉瓦锡》）

　　瑞典药剂师舍勒（1742—1786）发现氧气是在1772年左右，可人们在1892年《舍勒的实验笔记》出版后才知道这个事实。舍勒给氧气命名为"火气"，书中记录道："这种气体无臭无味，蜡烛在里面能比在普通空气中燃烧得更久。"

到了19世纪，1805年，泽尔蒂纳发表报告称分离出了鸦片的有效成分吗啡。因为鸦片，中英两国间爆发了鸦片战争（1840—1842）。1825年，法拉第（1791—1867）发现了苯。1828年，科学家维勒化学合成了尿素。1865年，凯库勒提出了苯的化学结构式，它们都被认为是近代有机化学萌芽的标志。在吗啡获得分离的1805年（文化二年），日本华冈青洲对患者进行全身麻醉后实施了手术；而在实现尿素合成的1828年（文政十一年），围绕亦毒亦药的走野老发生了西博尔德事件。

提到在近世欧洲肆虐的恶魔，还得数17世纪至18世纪的天花与斑疹伤寒，以及19世纪的霍乱与结核。这个时期中，人类还不知道这些恶疾是由微生物引起的，也没有有效的应对方法。不过，以1796年英国人詹纳（1749—1823）发明的牛痘接种法为代表，类似举措相继得到了实际应用。这表明在这个时期，借助科学力量处治恶疾的做法终于开始萌芽。

此外，进入这个时代，欧洲与日本等远距离地区之间的交流也频繁起来。霍乱与结核因此快速蔓延到了全世界。东西方文化交流的兴盛也使毒与药相关的历史跟地域脱离了捆绑，模糊了界线。

《本草纲目》与本草学的发展以及南蛮医学的引进

《本草纲目》传入日本

1607年（庆长十二年），林罗山（1583—1657）将在长崎入手的

《本草纲目》敬献给德川家康（1542[1]—1616）。如前一章所述，这部著作当时刚在中国（明朝）出版。《本草纲目》的问世为之后日本的本草学带来了深远的影响，说它给江户时代日本的本草学奠定了基础也不为过。例如，贝原益轩（1630—1714）的《大和本草》（1708年）和稻生若水（1655—1715）的《庶物类纂》（未完）[2]等著作都深受该书的影响。

1638年（宽永十五年），三代将军家光下令开设御药园，这就是今天的小石川植物园。之后，八代将军吉宗在此开设了养生所。与德川家康几乎同一时代出生的仙台藩主伊达政宗也对药草木很感兴趣。他曾在肠胃不适时给侍医高屋松庵（1600—1679）写过一封信："请用烧焦的饭粒加黄柏（关黄柏的树皮）给我调制一服药剂"（仙台市博物馆藏）。这封信的左半部可以看到"妙药""烧焦的饭""黄柏的粉""调合"等文字。

汉方、兰方与本草学

本草学特指江户时代兴盛起来的药物学问，最初从中国传来，指的是对天然药物进行的研究，而日本的本草学带有更浓厚的博物学色彩，它的研究对象不仅包括能用作药物的物质，还扩展到了所有的天然动植物与矿物。当时人们将从荷兰引进的医学称为兰方，与此相对，中国传来的医学就被称为汉方。

汉方确定的不是具体的病名，而是"证"。证也可以说是药名，在确定了"证"的同时就自动决定了药剂。因此，被现代医学称为"不定愁诉征候群"的那类原因不明的身体不适，汉方医生也开得出方子

1　按照当时的纪年是1542年12月，实际是1543年1月。——译者注
2　作者生前没有完成，死后他的弟子等人完成了其遗志，最终完成了《庶物类纂》。——译者注

来。即便在现代，尤其是在妇科等领域，人们正在重新评估汉方的价值。汉方中使用的生药混合物叫作"汉方药"，用在各种汉方药中的大黄或葛根等生药都可以统称"汉方用药"。与之相对，汉方中不会用到的那些日本独有的生药则叫作"民间药"，童氏老鹳草、日本獐牙菜等就属于此类。还有类似鱼腥草那样的生药，它们既能用作民间药，又能改名为"十药"用于汉方。汉方的药物治疗通常会以多种生药搭配使用，而本草学则专门研究汉方中使用的各种生药。

当时，各地都开设了栽培药草的圃场（药草园）。仙台伊达公的药草园后来成了养种园（现仙台市农业园艺中心）。德川家康获得药用人参的种子后曾下令进行栽培。这就是药用人参又被叫作御种人参的缘由。

接近幕末[1]，1827年（文政十年），尾张藩士清原重巨（1779—1847）发行了《有毒草木图说》。这本书中部分插图还采用了当时著名的本草家水谷丰文（1779—1833）的画作。

同一时期在西方，1796年英国外科医生詹纳发明了牛痘接种法。

说到江户时代与药相关的奇异话题，就不得不提木乃伊了。《本草纲目》分为好几大部分，除了动植物和矿物等部分，还有关于人类的部分，其中就说到人尿、头屑、人血、汗等物质及其效用。最令人惊讶的就是木乃伊。据说，从五代将军纲吉治世的1680年（延宝八年）左右开始流行服用木乃伊，到八代将军吉宗时代的1716年（享保元年）左右则风靡一时。这木乃伊当然是骨肉俱全，之后的有识之士对此进行了严厉的抨击："且犬不食犬而人食人可乎（狗尚且不吃狗肉，人却要食人肉吗）？"（奈须恒德《本朝医谈》1822年。）这些进口的木乃伊据说来自埃及，不过埃及当时是否存在出口供应商呢？据推定，

1　幕末是指日本历史上德川幕府统治的末期。——译者注

从公元前4000年左右起到600年左右为止，埃及大约制造了7亿具木乃伊（春山行夫《药物奇谈》）。

平贺源内与石棉

江户时代的药草木研究基本都是由汉方医进行的。不过也有例外，有些人因学习博物学而对药草木研究产生了兴趣。其中之一就是平贺源内（1728—1779[1]，以下简称源内）。他既举办过药用植物博览会（药品会），又擅长西洋画、涉足戏曲，还设计过被称为源内梳的发梳。放到现在，他就是一位多栖明星。

源内出身于赞岐高松藩（现香川县高松市）的足轻[2]家庭。他21岁（1749年）进入栗林药园（现栗林公园）成为一名仓库管理员，直接听命于高松藩主松平赖恭（1711—1771）。这份工作大概是作为药坊主的助手，去山中采集药用植物，或在园内进行栽培管理。同时期的1754年（宝历四年）山胁东洋（1705[3]—1762）在京都进行了人体解剖，之后，山胁尚德出版了《藏志》（1759）。

1757年，源内与当时有名的本草学研究者田村蓝水（1718—1776）一起在江户本乡汤岛举办了第一届药用植物博览会。1758年在神田举办了第二届药用植物博览会，1759年源内作为主办方再次于汤岛召开了第三届药用植物博览会。1760年松田长元（生卒年不详）在市谷主办了第四届，两年后的1762年（宝历十二年）源内又在汤岛主办了第五届药用植物博览会。这一届可谓盛况空前，据说汇集了来自日本境内30余国的1 300余种物品。此外，1760—1761年，源内作为药坊主再度供职于高松藩。

1　按照当时的纪年是1779年12月，实际是1780年1月。——译者注
2　足轻：江户时代定性为武士，但实属下级武士的一种，不属于贵族，只是地位较高的平民。——译者注
3　按照当时的纪年是1705年12月，实际是1706年2月1日。——译者注

这五届药用植物博览会的展出物总计达到2 000余种，源内从中选出特别有意思的部分编纂出6卷《物类品骘》，于1763年出版。这套书第一卷是水·土·金·玉，第二卷是石，第三卷是草，第四卷是谷·菜·果·木·虫·鳞·介·兽，第五卷是产物图绘，第六卷是朝鲜人参的栽培法、甘蔗的栽培法和精糖法。有意思的是，第一卷到第四卷的分类法与《本草纲目》的分类法如出一辙。

源内还在书中介绍了火浣布（不怕火烧的布），也就是石棉。人们认为《竹取物语》中曾出现过的火鼠裘大概指的就是它。近年来，科学家发现石棉会诱发间皮瘤，是一种极其有害的物质，这无疑成了一大问题。

源内在生药学方面声名远扬，假如他能再稍微"正常"点，日本人看待药草或生药的眼光恐怕会与现在有所不同——如此评价源内不知会不会有点过分呢？总之，1779年（安永八年）12月他的朋友杉田玄白为他题写的墓志铭将其一生概括得淋漓尽致：

> 嗟非常人　好非常事　行是非常　何非常死（呜呼非常之人，好非常之事，行为亦非常，奈何死亦非常）

这里的"非常"是"并非常态"或"并非日常"的意思。源内在1779年11月因杀害两人被关进大牢，第二个月死在狱中。关于他的晚年有诸多传闻，一说是在老中[1]田沼意次（1719—1788）的保护下安享了天年。

进入这个时代，日本人看到了比印度更远的西方世界。可以说，这个时代还出现了不同于丝绸之路的书籍之路。在那之前完全不可能

1　老中：江户幕府时代征夷大将军直属的官员，在未设置大老的场合下是幕府最高官职。——译者注

入手的西方书籍渐渐来到了人们的身边。平贺源内也是最早入手西方书籍的其中一人。但令人感到不可思议的是，源内个人持有的西方书籍为什么没有遭到没收呢？人们猜测，或许是当时的有权有势之人在背后保护他。

在江户时代，除了我们刚才介绍的平贺源内，编著了《大和本草》《花谱》《养生训》的本草学者及儒学者贝原益轩，也站在不同于汉方医的立场与生药发生着关联。

南蛮医学的发展与杉田玄白

提到这个时代的医学，杉田玄白（1733—1817）恐怕是个不可忽视的存在。他和前野良泽（1723—1803）等人一起翻译了《解体新书》，这本书于1774年（安永三年）发行，向世人展示了西方医学的进步。《解体新书》的附图采用了上一节提到的平贺源内的弟子小田野直武（1749[1]—1780）绘制的木版画。

杉田玄白曾将兰学草创期的回忆录编成了《兰学事始》一书，这令他声名鹊起。此书是80多岁的晚年玄白担心无人传承兰学草创期的历史，而留给弟子大槻玄泽（1757—1827）的手记。那时是1815年（文化十二年），大槻玄泽把它称为《兰东事始》或《兰学事始》。不过，当时这套手记并未出版，仅以手抄本形式流传各地。前述的《解体新书》翻译者前野良泽的名字虽然没有印在书上，但实际上他是主要译者之一，这事也是通过杉田玄白的手记才为人所知的。《兰学事始》的出版还有一段小故事。1867年（庆应三年），当时的开成所（现在的东京大学）教授、之后在1877年（明治十年）创立东京数学会社的神田孝平（1830—1898）在小摊上偶然发现了题为《和兰事始》的手抄

1　按照当时的纪年是1749年12月，实际是1750年1月。——译者注

本，而更偶然的是，这手抄本正是他的老师杉田成卿（1817—1859）的祖父杉田玄白所作。当时福泽谕吉（1834[1]—1901）强烈建议出版该书，还自掏腰包承担出版费用。1869年（明治二年），大槻玄泽添加了杉田玄白的略传后，出版了一套两册木版印刷本，这时他给书定名为《兰学事始》。也就是说，《兰学事始》的原稿其实历经了50多年才得以付梓。

坎普法、吞伯格以及西博尔德东渡扶桑

江户的植物学从药用本草学发展而来，对之后日本的植物学产生了很大影响。比如，牧野富太郎（1862—1957），从其对植物的记述中随处可见他对江户时代本草学的见解。原本从药草研究之必要性中发展起来的本草学，也逐渐转型为对植物本身的研究，即植物学研究。考察江户时代的植物学时，就有必要提一提3位先后跨越3个世纪来到日本的研究者。他们是17世纪的坎普法、18世纪的吞伯格以及19世纪的西博尔德。

坎普法（1651—1716）于1690年（元禄三年）到1692年逗留在日本。他研究日本的植物，给大量植物取了学名，还整理出了德语版的《日本志》。后来有个英国人买下了原稿，1727年出版了英译本。

吞伯格（又叫通贝里，1743—1826）在日本逗留的时间是1775年（安永四年）到1776年，1784年他出版了《日本植物志》。吞伯格是以提倡"二名法"闻名的林奈（1707—1778）的弟子，他把在日本新发现的植物标本送回瑞典，林奈则以"二名法"对其命名，所以很多日本植物的学名都写着林奈的名字。它们的学名末尾带有L.，表示命名者是林奈。

---

1 按照当时的纪年是1834年12月，实际是1835年1月。——译者注

西博尔德（1796—1866）在1823年（文政六年）来到日本，经过"西博尔德事件"后，于1829年离开日本。30年之后，于1859年（安政六年）他再次来到日本，一直待到1862年（文久二年）。西博尔德1829年回国后完成了他对日本研究的集大成之作——《日本》，全书共7卷，在1832—1857年陆续发行。1835—1841年，德国著名植物学家楚卡里尼（1797—1848）编纂的《日本植物志》第一卷，以及1842—1870年，他与西博尔德合编的第二卷也相继发行。很多新发现的植物都是他俩共同命名的，这些植物学名的命名者写作Sicb. et Zucc.。

以上三人在日本逗留时都去拜见过当时的将军，他们在江户的游记分别是坎普法的《江户参府旅行日记》、吞伯格的《江户参府随行记》、西博尔德的《江户参府纪行》。这些记录被分别整理成册并出版发行（以上均由平凡社的东洋文库出版，著者名与当年发行时的著者名相同）。

有意思的是，这三人虽然都是作为荷兰商馆的医官来到日本，可他们没一个是荷兰人，坎普法和西博尔德是德国人，而吞伯格则是瑞典人。

另外，幕末时期来到日本的罗伯特·福琼（1812—1880）曾在《江户与北京》一书中说，江户的老百姓真的非常喜爱植物，家门口会摆放许多种了各式植物的花盆，对此他感到很敬佩。而这样的光景，在北京是绝对看不到的。

西博尔德与伯格

这个时代既有前述的西博尔德那样潜心研究日本植物、教授西方医学的著名先驱者，也有隐身于西博尔德背后、极少被提及的人物，比如伯格（1806—1858）（见图3.1）。

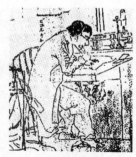

图3.1 渡边华山描绘的伯格

资料来源：长崎大学药学部
编的《出岛之药》，九州大学
出版社出版，2000年。

伯格出生于德国哈默尔恩，从哥廷根大学毕业后，于1825年在印尼的维特瑞登成为一名三等药剂师。同年，长崎的西博尔德向巴达维亚（现雅加达）的荷兰总督申请一名助手，就这样，伯格受命来到了日本。

西博尔德在1829年（西博尔德事件第二年）回国之际，将他尚未完成的研究资料托付给了伯格。1839年，伯格返回荷兰，在此之前他在爪哇岛逗留了3年，陆续将日本的动植物标本经由爪哇岛送回荷兰，这也是他的一大功绩。基于1834年伯格在日本做出的巨大贡献，在莱顿自然史博物馆长特明克（1778—1858）与西博尔德的推荐下，荷兰或日本向其授予了勋章。然而，在1839年伯格有望被任命为印度自然科学技术委员会委员时，特明克和西博尔德却同时翻脸说"伯格不具备相关能力"，投了反对票。

从1840年开始的4年间，伯格一直在欧洲辅佐西博尔德，但两人最终还是没能融洽相处。如前所述，没有伯格的存在，西博尔德对日本动植物研究的功劳根本无从谈起，但伯格的功绩却几乎完全被抹消了。究其原因，当时伯格是以西博尔德助手的身份来到日本，无奈确实太年轻，不过也有人说西博尔德就是想独揽功劳而抹消了伯格的存在。在前述的印度自然科学技术委员会委员任命的事例中，从西博尔德表现出的歇斯底里来判断，这个可能性相当高。

除了研究，伯格在商业方面也颇有才能，据说他在日本期间积累了相当多的财富，这或许也是招人嫉妒的原因之一。

1826年（文政九年）伯格与西博尔德一起进行了江户参府。《江户参府纪行》一书的索引中，有31处出现了他的名字。可以想象，他为这部纪行的出版确实做出了不小的贡献。

　　具体说来，1806年出生的伯格是1826年2月15日到同年7月7日随西博尔德加入江户参府的，也就是说，那时候的他可能还不到20岁。《江户参府纪行》中，一开始出现的是他的全名，第2、3次时西博尔德称他为伯格氏，而第4次到第19次以及第27、28次中，就称呼他伯格君了，可见双方的关系很快亲密起来。从第20次到第26次，还有第29次到第31次，西博尔德甚至称呼他为 Dr. 伯格或伯格博士。不论怎么讲，"Dr."或"博士"这种称呼对他来说都太早了，想必他都还未取得博士称号，然而，也许是他在这短短的几个月里，在对温泉成分的分析和岩石的鉴别中，展现出了非凡的实力，从而让西博尔德赞赏不已。该书中提到他进行过大量种类繁多的科学研究工作，这说明他确实是个相当有能力的年轻人。不过，从西博尔德对他称呼的变化来看，我们能感受到西博尔德为人的老练和善于吹捧来使唤人的本事，同时还能窥见他向可用之才卖俏的娴熟手法。总之，伯格这个助手如此有才，一方面，对于西博尔德来说实在是一大幸事，可是另一方面，伯格在日本待得越久，越会成为盖过西博尔德光芒的隐患，对此西博尔德一定是抱有危机感的。

　　结果，伯格只不过成了名垂日本史的西博尔德的幕后英雄。1855年他入了荷兰籍，1858年在爪哇岛去世。作为第一个以药剂师身份来到日本的人，伯格未能在历史的聚光灯下留名便默默逝去，实在是十分令人遗憾。

近代医学、药学黎明期中毒与药的相关发现和事件

威瑟灵与洋地黄

　　洋地黄（玄参科）本来是英国的民间药，据说曾是某个老婆婆用来治疗水肿的药物。威瑟灵（1741—1799）将这种植物用于临床试验

是在1775年，恰好是吞伯格来到日本的时候。后来人们把它用作强心剂和利尿剂。直到很久以后科学家才单离出洋地黄的有效成分洋地黄毒苷，并弄清了它复杂的化学结构。威瑟灵的这项临床试验也成了实验药理学的开端。

据说洋地黄是在1879年（明治十二年）左右进入日本的。从1887年起实施的初版日本药典开始到《第十四次修正日本药典》（2001—2005）这种植物都被记录在案，不过2006年施行的《第十五次修正日本药典》把它删除了。

英国的邱园是1759年在泰晤士河畔创设的皇家植物园，面积约120公顷。1981年左右的邱园保存了大约500万件压制标本（小山铁夫《资源植物学》），堪称世界之最。洋地黄也是有名的毒草，开着紫色、白色、粉色的大花瓣，着实漂亮，算是邱园的看点之一。

泽尔蒂纳与吗啡的分离

进入19世纪，对那些表现出毒性或药性的生药，科学家已开始采用各种分离纯化的方式分离出其中的生物活性的化合物，并进一步研究出它们的化学结构。1805年，在德国药局工作的青年泽尔蒂纳（1783—1841）从鸦片中分离出了吗啡。这为"从生药中分离有效成分"首开先河，是个极其重要的转折点。换句话说，从这时开始，人类终于能从科学的角度去解释药草木能发挥的药效是来源于它们含有的化学成分。吗啡的化学结构比想象的要复杂得多，最终确定它的化学结构距离它的分离过了将近150年，此时历史已迈进20世纪50年代。

泽尔蒂纳发表这份报告后过了23年，1828年维勒在实验室中合成出了尿素，拉开了有机化学时代的帷幕。在那之前，人们一直认为要生成有机化合物，生命作用是不可或缺的。伴随着近代有机化学的发展，对药草有效成分的研究也往前迈进了一大步。

吗啡的分离对于人类来说是一种福音，但同时也带来了巨大的负面影响。如果吗啡没有获得分离，人类也就不会获得吗啡的化学诱导体海洛因——一种会让人极度上瘾的麻药。

话说，scientist（科学家）一词是19世纪中叶的造语[1]，当时日本也出现了职业化的科学家，化学亦成了一门世人认可的专业学科。而随着专业领域的细分，化学学科渐渐变得系统化、巨大化，并一直延续至今。

华冈青洲与全身麻醉剂

华冈青洲（1760—1835）出生于纪伊（和歌山县），在京都游学后，1785年（天明五年）他返乡开业做了医生。在那之后的20年间，他不断采集药用植物并进行动物实验。其实，他一直想造出1 600年前华佗首创的麻沸散那样的麻醉剂，并用于外科手术。据说麻沸散是含有大麻的处方，但并没有留下配方。

经过反复的动物实验，对自己调制的药物有了一定的信心后，他对自己的妻子加惠、母亲於继进行了人体实验，完成了全身麻醉剂"通仙散"。这种麻醉剂的主要成分是原产于亚洲热带地区的知名毒草——洋金花（别名风茄、曼陀罗花，茄科）的叶。不幸的是，由于药物的副作用，加惠失明，於继连命都丢了。

经过这痛彻心扉的人体实验，他终于在1805年（文化二年）使用通仙散完成了世界第一例全身麻醉的外科手术，成功地摘除了乳岩（乳腺癌）病灶。事情的经过可见于吉佐和子的小说《华冈青洲之妻》。巧合的是，1805年也正是前述的泽尔蒂纳吗啡分离报告面世的年份。

1　日语中"造语"这个词，作动词用时是指"创作新词"；作名词用时是指"被新创造出来的词语"。——译者注

华冈青洲实施全身麻醉的外科手术比1844年美国用笑气进行麻醉的尝试早了39年。

通仙散的主药是前述的洋金花的叶，还加入了少量剧毒的草乌头（乌头属植物的块根）。据说，华冈青洲对洋金花叶用量的调制可以说是呕心沥血。

华冈青洲也是紫云膏的创制者。紫云膏从中国明朝陈实功所著《外科正宗》（1617年）中的"当归润肌膏"改良而来。它对烧伤和痔疮疗效显著，现代很多人仍在使用。

西博尔德事件与走野老

如前所述，西博尔德旅居日本时，清原重巨在1827年发行了《有毒草木图说》，这部书中走野老的插图引用当时著名的本草家、尾张之官水谷丰文的画。

发行这本书的前一年，即1826年，西博尔德暂居在江户，眼科医生土生玄硕（1768—1854）登门拜访，希望他能分一些放大瞳孔的药（颠茄）给自己，西博尔德欣然答应。土生玄硕在眼科手术中使用颠茄，确实放大了患者的瞳孔。过了段时间，药用完了，土生玄硕再次强烈请求西博尔德分他一些，并赠予他一套葵纹服（将军赐予的服装）。西博尔德手边的药也不多，就没再分给对方，不过他告诉土生玄硕说："日本也有这种东西。"他指的就是人们已知的毒草——走野老。其实，那之前水谷丰文就已给他看过走野老（见图3.2）的写生图，西博尔德看了一眼便判断说它是颠茄，或许就是前述的书中所用的那张吧。这也是日本用走野老代替颠茄的开端。

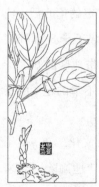

图3.2　走野老

资料来源：清原重巨《草木性谱·有毒草木图说》

两年后的1828年，停泊在长崎港的荷兰船只科尔乃略·霍特曼号不巧遭到台风袭击，冲到岸上而损毁。因此，这艘船就成了入境船，西博尔德那些随船运回国的行李不得不悉数搬上岸，接受官差的临时检查。其中，人们发现了天文方[1]的高桥景保（1785—1829）赠予他的《大日本沿海舆地全图》（伊能忠敬作）复写版和土生玄硕赠予他的葵纹服。这两件严令禁止带出国的物品无疑成了大问题，结果土生玄硕和高桥景保被捕，高桥景保死在牢中后，又对其实施了斩首，土生玄硕也遭到改易[2]。此事还波及族人，包括西博尔德门徒在内的50余人都被判了刑。西博尔德也被驱逐出境，禁止再入日本，第二年西博尔德离开了长崎，以上就是"西博尔德事件"的始末。另有一说是，西博尔德的行李之所以会被临时检查，都是间宫林藏（1775—1844）告的密，他是位探险家，因发现间宫海峡而闻名，同时他也是幕府的密探。派间宫林藏去探寻间宫海峡的不是别人，正是天文方的高桥景保。

西博尔德事件导致他与在日本的家人长期分隔两地。西博尔德在日期间与泷结为夫妻，泷是以"其扇"这个名字进入出岛的游女[3]，因为据说当时只有游女才能进入出岛。泷的全名叫楠本泷（1807—1865），西博尔德称呼她为阿泷小姐。由此他把这名字用作紫阳花的学名，英语是 Hydrangea otakusa。然而，在那之前紫阳花已经有了学名，这个名字便未能保留下来。西博尔德与泷之间还留下了一个叫楠本稻的孩子。

楠本稻（1827—1903）于1870年在东京开设了产科医院，成为日本第一个西洋式产科女医生。但在1876年开始实行的医术开业考试

1　天文方：日本江户幕府设置观察天体运行和编制历法的研究机构。——译者注
2　改易：江户时代对武士的一种惩罚，免去武士的称号降为平民，并没收其领地、房产和家禄。——译者注
3　游女：日本幕府时代开始对妓女的统称。——译者注

制度中，女性被剥夺了应试资格，导致她无法继续做产科医生。虽然1884年女性重新获得了应试资格，但当时的楠本稻已经57岁了。她只好放弃产科医生，以产婆身份开业。1889年她关闭了产院，静静地度过了余生。

鸦片与鸦片战争

鸦片传入中国是在13世纪前半叶，经历了一段空白期，直到16世纪人们才开始再次使用它。当时主要用于治疗痢疾，用量也不多。然而到了清朝（1616—1912）的18世纪后半叶至19世纪前半叶，中国从英国进口了印度产的鸦片，从而开启了中国人吸食鸦片的历史。结果，中国出现了众多因大量吸食鸦片的瘾君子。依赖包括心理依赖和生理依赖，而鸦片的主成分吗啡所导致的强烈依赖则涵盖了上述两种依赖。

英国从中国购入了大量茶叶、丝绸、瓷器等，费用则以墨西哥产的银子来支付。因此英国的银子储量捉襟见肘，而中国则获得了大量银子。当时，英国在印度栽培罂粟，并成功地用它制造出了鸦片，为了夺回流往中国的银子，英国就把那些鸦片源源不断地出口到中国。对于财政吃紧的印度孟加拉政府来说，鸦片的收入简直是救命稻草。此外，英国还从印度进口棉花并出口棉织品，做起了三角贸易。这么一来，中国虽有茶叶等物品的出口，银子却仍是入不敷出，大量流出国境。加上抽鸦片的恶习泛滥，中国国内陷入一片萎靡。

清朝官员林则徐（1785—1850）对众多中国人深陷鸦片毒瘾的现状十分担忧，他从英国商人那里收缴了1 425吨鸦片并全部销毁。英国借机报复攻打中国，由此爆发了鸦片战争（1840—1842）。1841年1月英军向广东发起攻击。没想到，原本任命林则徐为钦差大臣的道光皇帝（1821—1850年在位）反以"根绝鸦片不成，亦未能断绝走私"

为借口罢免了他（之后复官）。1997年英国归还给中国的香港地区，就是当初清政府在鸦片战争战败后签订的《南京条约》（1842年8月29日）中割让出去的。

能引发战争的鸦片可以说是世界上最可恶的毒物之一。关于鸦片战争，陈舜臣的《鸦片战争》和谭璐美的《鸦片的中国史》中有更为详尽的记述。

疟疾与金鸡纳树、奎宁

金鸡纳树原产于纵贯南美秘鲁与玻利维亚的安第斯山中，属于茜草科的乔木。当地人叫它鸡纳·鸡纳（kina-kina）或者金鸡纳（kinkina），由此得名。它的树干、树枝与根的皮是制造疟疾特效药——奎宁的原料。17世纪金鸡纳树皮从秘鲁传入欧洲，它对治疗热病有着显著的功效，因此在整个欧洲很快流行开来。

1855年，英国派出在亚马孙河流域探险的植物标本采集者理查德·斯普鲁斯（1817—1893）去采集金鸡纳树标本。他历经困苦，终于在厄瓜多尔获得了金鸡纳树的树苗和种子并送回了英国，但金鸡纳树似乎在英国繁殖得并不理想。1859年，克莱曼斯·罗伯特·马卡姆（1830—1916）就任金鸡纳树采集责任人。1860年，他在秘鲁到玻利维亚途中采集到了各种金鸡纳树的树苗和种子。之后，它们从秘鲁传到印度马德拉斯，并以斯里兰卡岛为开端，在印度与缅甸遍地生根发芽。

现在，大部分金鸡纳树都生长在印度尼西亚的爪哇岛。为了调制生药，20～25年树龄的树木会被连根拔起，树干、树枝和根部的皮将被悉数剥下。这种植物的生物碱含量为5%～8%，主要成分是奎宁，占整体的三分之二。传说，奎宁治好了17世纪驻秘鲁的西班牙总督辛孔伯爵夫人玛拉莉娅的病，不过20世纪40年代这个传说被彻底否认了（内林政夫《药局》第38卷）。

奎宁是疟疾的化学治疗剂。大部分疟疾以疟蚊为媒介，令人体感染上疟原虫（Plasmodium 属）而发病。疟疾（malaria）这个词本身的起源是意大利语的恶（mal）与空气（aria），在人体内表现出病原性的疟原虫有以下四种：

- 三日热疟原虫
- 间日疟原虫
- 恶性疟原虫
- 卵形疟原虫

具有讽刺意味的是，自从人类为了保护环境，不再向空中喷洒药剂的方式来消杀蚊子等害虫之后，疟疾就再度耀武扬威起来。说到抗疟剂，除了奎宁，还有氯喹之类化学合成剂或是从菊科植物中分离出的青蒿素类药剂。但由于出现了抗药性的原虫和药物的副作用以及不同药物对不同发育期的原虫药效不同，到目前为止，奎宁依然是重要的疟疾治疗剂。此外，奎宁的活性还能抑制腺体的代谢作用，减低热发生，有助于降低体温。

塞麦尔维斯发现消毒法

塞麦尔维斯（1818—1865）是德裔匈牙利人。他在维也纳大学学习医学，之后作为产科学教室助手，负责产科病楼中的第一病楼。

当时产妇的生产总是伴随着产褥热的威胁。塞麦尔维斯上任一个月内，他负责的病楼里208名产妇中就有36名死于产褥热。并且据说在那之后的一年内，死于产褥热的产妇高达451名。

然而同一时期，第二病楼一年内的产褥热死亡人数仅为90名。从1841年开始的6年间，第一病楼的产妇死亡率为9.92％，与之相对，第二病楼的仅为3.38 %。

塞麦尔维斯开始寻找这个数字差与第一、第二病楼的关系。结果发现，当时第一病楼安排医学院学生们作为实习生参与工作，而第二病楼则采用了助产妇。并且，医学院学生们经常一大早先跟着指导医师们进行尸体解剖，之后才去第一病楼。

有一次，塞麦尔维斯的同事因解剖尸体时不小心割破了手，化脓感染了败血症而不幸去世。他旁观了对这位同事的病理解剖，发现死者体内的状况与产褥热死者十分相似。由此他推测，产褥热导致的死亡或许也是源于败血症，做完尸体解剖的医学生们手上和服装上带有尸体的毒素，这导致了产褥热的发生，并进一步引发死亡。

于是塞麦尔维斯要求那些助产的医学院学生们在手术前先用消除尸臭的物质（先用氯水，再用次氯酸钙溶液）洗手。结果，第一病楼的产褥热死亡率降到了3.8 %，而随着进一步用次氯酸钙溶液对病房、手术器具、绷带等物品进行消毒，两年内死亡率骤降至1.27 %。

1847年，他将这套"消毒法"报告至维也纳的学会，并主张产褥热即败血症，尽管产科学以外的个别学者表示了支持，但绝大部分人是不认同这种说法的。因为一旦认同，就表示默认了现有的污点记录（产褥热导致的高死亡率），也间接承认了医师方面存在过失。

1854年，失意的塞麦尔维斯离开维也纳回到故乡布达佩斯，1855年布达佩斯大学聘请他为产科学教授。之后，他在1861年出版了《产褥热的原因与概念及其预防法》的小册子，但这本书也没有获得接纳。最后，从1864年左右开始，他表现出了精神不安定的症状，第二年7月进了精神病院，1865年8月13日与世长辞。他的伟大发现在生前没有给他带来任何的回报。

麻醉剂的发现

我们之前已经提到，1805年日本的华冈青洲利用全身麻醉剂通仙散成功地进行了乳岩（乳腺癌）手术。

与此相对，1844年美国牙医 H. 威尔士（1815—1848）使用笑气（N_2O）麻醉实施拔牙手术，但这次的尝试以失败告终，据说威尔士最后自杀。世界医疗史上，很多版本都把笑气麻醉记载为世界首例全身麻醉，但实际上比之早39年的华冈青洲就已经成功实施了全身麻醉。那之后，1846年美国波士顿的 W.T. 莫顿（1819—1868）使用乙醚麻醉进行拔牙手术，并获得了成功。1847年，英国医生辛普森（1811—1870）则成功地将氯仿应用于无痛分娩。

此外，科学家发现可卡因的局部麻醉作用是在1884年，当时的日本已进入了明治时代。

向近代有机化学进发

维勒与尿素的合成

毒与药多是有机化合物，那么有机化合物的定义究竟是什么呢？1807年，当时的化学大家贝采里乌斯（1779—1848）提倡把通过生命现象制成的化合物称为有机化合物。这就是所谓的"生命力学说"，即有机化合物只能由生物制造出来。

之前我们稍有提到，维勒（1800—1882）在实验室里实现了化学合成尿素——这种当时被认为只能由生命活动制成的物质。他将毫无争议的无机化合物氰酸钾与硫酸铵的混合物进行加热，获得了有机化合物尿素。那是1828年，恰好是日本发生西博尔德事件的年份。

这个事实有力地否定了"生命力学说"。说人工合成有机化合物的成功让地球上的物质世界发生了翻天覆地的变化也不过分。或许维勒穷尽一生也不会想到自己的功绩将改变未来的化学世界，但是他的这项功绩，不夸张地说，绝对是地球上的一件大事。现在，有机化合物的定义和它是否由生物而来完全无关，单纯是指由碳元素为骨架构成的化合物总称。不过，分子内包含碳元素的物质并非都是有机化合物，比如二氧化碳或氰酸之类就属于特例。

时至今日，人类合成出了相当数量与种类的有机化合物。

这些化合物中，有一部分极大地提高了我们的生活质量，也有一部分虽然制造的初衷并非加害于人，但从结果来说却降低了我们的生活质量，甚至对我们的生命造成了威胁。

我们原本就不容许以危害人类或夺去生命为目的去制造化合物，而对那些为了人类的幸福而制造出来的化合物，我们也必须始终保持警醒。

维勒与李比希

李比希（1803—1873）1832年创办了有机化学学术杂志《药学年报》，这本杂志一直出版到1997年[1]。同时，他不断实践"教学结合实验"的有机化学教育法，门生遍布全球。现在活跃于日本有机化学界的研究者，往上追溯，他们的导师们有相当一部分都与李比希有交集。

李比希与上一节所述的维勒关系很亲密。二人从1829年到1873年间通了1 500封信，有人从中选出一部分往来信件（山冈望《李比希—维勒往复书简》）集结发行。综观全书，我们可以清晰地捋出热情的李比希与稳重的维勒之间的关系，他们一边相互推敲琢磨一边投入化学研究，那真挚的友情令人羡慕不已。李比希虽然脾气火爆，但1832年维勒的妻子离世时，李比希把他请到自己的研究室，安慰对

1　《药学年报》1997年后改名为《欧洲有机化学杂志》。——译者注

方道："我们一起来做苦扁桃油和扁桃苷的实验吧。"在当时的书信（1832年6月15日，李比希寄给维勒）中，他是这么写的：

> 亲爱的维勒：无论如何你先到我这儿来吧，即便我无法给你安慰，但我们俩总能共同分担你那难耐的悲伤不是吗？这个时候，你待在卡塞尔（维勒从事研究工作的城市）也不利于你的健康。到我这儿来跟我一起工作怎么样？（略）可不能出去旅行，仅限于工作，而且不能在卡塞尔工作。请你一定过来，期待这个周末。"（山冈望《李比希—维勒往复书简》，75—76页。）

宇田川榕庵与《舍密开宗》

幕末（德川幕府统治末期）日本发行的化学相关书籍中有一本是宇田川榕庵（1798—1846，以下简称榕庵）著就的《舍密开宗》。

榕庵在1811年（文化八年）成为宇田川玄真（1769[1]—1834）的养子。宇田川玄真曾是杉田玄白的养子，但后来他们断绝了关系，之后玄真去宇田川家做了养子。

《舍密开宗》从1837年（天保八年）开始发行，到榕庵死后的1847年（弘化四年）持续了10年。1801年英国人亨利（1774—1836）出版了化学入门书《化学入门》，榕庵的《舍密开宗》就是在其英语转德语、德语转荷兰语版本的基础上完成的。

其实，它不只是一本单纯的翻译书，从序言来看，作者一共参考了24册读物。可以说，这本书将那些参考书中的知识与当时日本的知识进行了一番归纳和整理。"舍密"是荷兰语"化学"（chemie）一词的音译，是榕庵自创的造语；而"开宗"是开辟新教派的意思。因此，《舍密开宗》翻译成现代语就是《化学概论》吧。《舍密开宗》有内篇

1　按照当时的纪年是1769年12月，实际是1770年1月。——译者注

18卷、外篇3卷，其中内篇第1到第3卷是关于亲和力、气体、溶液等物理化学方面的概论，第4到第15卷是无机化合物的性质、反应等各论，第16到第18卷是植物成分相关的有机化学。此外，3卷外篇记述的是矿泉分析法和温泉化学。

实际上，《舍密开宗》的内篇在原书中是第一篇，外篇是原书的第二篇，而据说原书还有关于试药和试验法的第三篇。榕庵原计划把第三篇翻译完之后出版，不料他的逝世中断了计划。最终，第三篇在近年获得了发行（芝哲夫《科学史研究》第25卷，1998年）。

日本的化学历史中，榕庵的功绩非常之大。通过执笔《舍密开宗》，他以一己之力为江户时代末期的日本带来了新的学科——化学。通过出版这本书，榕庵不仅引入了化学的概念，还创造出了氢元素、碳元素、氧元素、氮元素、硫酸、元素、试药、成分、燃烧、氧化、还原、温度、结晶、蒸馏、过滤、溶液、升华、装置等沿用至今的化学用语。可以说，榕庵创造了将当时的本草学向近代科学蜕变的机会。

江户时代的日本还没有"化学"这个词，而是用"舍密学"或"离合学"替代。据说最早开始使用化学这个名词的是幕末1861年（文久元年）蕃书调所[1]的川本幸民（1810—1871）所著的《化学新书》。川本是继宇田川榕庵之后将化学引进日本的学者，他在中国的月刊报纸《六合丛谈》（1857—1858年刊）中见到了"化学"一词，于是用进了书名。不过，《化学新书》仅以手抄本形式流传，没有正式出版发行。

另外还有种说法是，最早使用"化学"这个名词的是宇都宫三郎（1834—1902）。宇都宫三郎是尾张藩士神谷家的三男，但兄长继承家业之时把姓氏从神谷改回了旧姓宇都宫。他的出生地是现在的名古屋市。宇都宫三郎借着去江户出差的时机脱藩，在胜麟太郎（胜海舟）

1　蕃书调所：创立于1856年，是直属于江户幕府的洋学研究教育机构。——译者注

的推荐下进入幕府的蕃书调所等处工作。明治维新之后他受雇于明治政府，参与水泥、耐火砖的国产化和对蓝染制造法的改良工作，作为近代化学与技术的先驱者，宇都宫三郎做出了巨大的贡献。此外，不仅是化学，宇都宫三郎还参与设立人寿保险事业，是日本人寿保险参保第一人。

绪方洪庵与适塾

绪方洪庵是一名兰学者，他在大坂[1]开设适塾（适适斋塾，1838—1862），培养出了福泽谕吉、大村益次郎（1824—1869）、长与专斋（1838—1902）等众多活跃在幕末到明治维新时期的人才。早年绪方洪庵还曾师从前述的宇田川玄真。

福泽谕吉在适塾学习时写过一部《福翁自传》，书中有关他们生活的描写非常鲜活，其中提道：他们或是在"小屋"（放置荷兰语与日语对译词典《道夫·哈尔玛》的二楼房间）里学习，或是进行科学实验。后来福泽谕吉成了北里柴三郎赞助者中的一员。

接近幕末，学习西方医学的人日益增多，然而1839年（天保十年）却发生了世称"蛮社之狱"的洋学者镇压事件。蛮社是"野蛮结社"的略称，这是蔑视洋学结社的国学者们起的名字。这个结社其实叫尚齿会，市井医生、藩士、幕臣等有志之士在这里以海防为目的研究兰学和国内外局势。蛮社之狱虽然没有镇压尚齿会本身，但与尚齿会有关的渡边华山（1793—1841）、高野长英（1804—1850）等人都因批判幕府罪遭到处罚，华山被捕入狱之后被释放，蛰居[2]在出生地（后自杀），长英自首后入狱。华山就是为前述西博尔德的助手伯格绘制肖像的人。

---

1 现今的"大阪"在明治时代后取代"大坂"而成为正式地名。——译者注
2 蛰居：江户时代给武士施与的刑罚之一，关在自己家或某个固定地点进行反省。——译者注

江户时代向明治时代过渡时，医疗方面发生了巨大的变革。在那之前，医疗的主流是汉方医学，而明治新政府上台后取消了汉方医制度，全力推行德国医学。

当时，脚气极其猖獗，人们对西医和汉方医的脚气治疗方法进行了比较，世称"东西脚气相扑"，吸引了不少眼球。据说，虽然汉方疗法更有优势，但汉方医将其当作"秘传"不予公开，从而使得这难得的成果也没能为汉方医学的留存做出贡献。

凯库勒提出苯环结构

德国化学家凯库勒（1829—1896）于1858年提出用图示化的连线来表现原子间的关系，并在1865年提出了苯的化学结构式。

现在我们所知的许多有毒物质和医药品都是有机化合物。不论是确定有机化合物的表示方法，还是提出有机化合物最基本的骨骼之一——苯环的化学结构，凯库勒对近代有机化学，甚至毒与药的科学发展都做出了极大的贡献。

苯（C_6H_6）（见图3.3）是一种有机化合物，这种化合物的一个分子包含六个碳原子且每个碳原子各带一个氢原子。如图3.3所示，当时科学家们提出了各式各样关于苯的化学结构方案（野副铁男编著的《有机化学》）。凯库勒提出的是最左端的那种。除此之外的其他方案都未能有效地反映苯的各种性质。

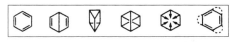

图3.3　苯的各种化学结构式方案

御雇外国人来到日本及其影响

幕末到明治维新前后，被称为"御雇外国人"的科学家来到日本，为日本近代科学的发展打下了坚实的基础。他们活跃在各个领域，给之后成名的日本人带来了很大影响。在他们之前来到日本的外国人中，有已经介绍过的西博尔德，借由与荷兰的通商，活跃在长崎出岛的舞台上。而御雇外国人以美国人和英国人居多，其次是德国人和法国人。医学领域一开始则是以德国人为中心。在大学或大学同类层次机构中的御雇外国人数，从1876年（明治九年）开始到1878年左右达到峰值——35人，之后这个数字开始急剧减少（渡边正雄《近代科学的文化》）。举例来说，这些御雇的外国人里有蓬佩、鲍德温、哈拉塔马、曼斯菲尔特和盖尔茨。

蓬佩（1829—1908，在日时间1857—1862年）是1857年（安政四年）应日本军医的邀请来到日本的，同年9月26日（新历1857年11月12日）他在长崎向松本良顺（1832—1907）及其12名弟子进行了第一次讲座。蓬佩在当地设立了医学所（1865年改称精得馆），这所医学所后来成为长崎大学医学部（1949年）。在长崎的5年间，他一人教授所有医学课程。蓬佩秉性诚实，他曾说："医师必须熟知自己的天职。一旦选择了这份毕生的职业，医师便不再属于自己，而属于病人。假如你无法接受，大可选择其他职业。"他从最基础的知识开始细心地教授化学，这些内容可以从芝哲夫翻译的《蓬佩化学书——日本最早的化学讲义录》中看到。

鲍德温（1822—1885）曾作为乌得勒支陆军军医学校的教官教过蓬佩，1862年（文久二年）他作为蓬佩的继任来到了日本。鲍德温最早留居日本的时间是1862—1866年，之后又在1867年以及1869—1870年前后三次来过日本。

哈拉塔马（1831—1888，在日时间1866—1871年[1]）也是乌得勒支陆军军医学校的毕业生，原本他留校任理化学教师。1866年，应鲍

1　按照当时的纪年是1870年12月，实际是1871年1月。——译者注

德温的邀请来到日本。1868年，明治政府将鲍德温与哈拉塔马聘请到
大阪；同年，哈拉塔马着手建设大阪舍密局，并成为开校后舍密局的
教头（鲍德温在1869年到任）。哈拉塔马甚至称得上是日本近代化学
之父。

曼斯菲尔特（1832—1912，在日时间1866—1879年）作为鲍德温
的接替者赴任长崎精得馆。1868年，他和头取[1]长与专斋一起开办了长
崎府医学校，1871年，参与创设了熊本医学校。熊本医学校时期的曼
斯菲尔特对后面将提到的北里柴三郎也产生了很大的影响。他相继在
京都府疗病院（现京都府立医科大学）与大阪病院担任教师后回国。

盖尔茨（1843—1883）出生于荷兰的药业家族，成年后做了陆军
药剂官。他曾在乌得勒支陆军军医学校担任教师，除了药学，还精通
理化学和植物学。1869年，盖尔茨受明治政府邀请来到日本，在曼
斯菲尔特担任教头的长崎府医学校教授预科的物理、化学与几何学。
1873年，盖尔茨接受长崎海关委托对进口的奎宁进行分析，提交报告
的同时，他也提出了设立药品试验所的必要性。接到进言的长与专斋
于是决定设置药品检查机构——司药场。就这样，1874年，明治政府
在东京的日本桥开设了司药场。1875年，盖尔茨受聘于京都司药场，
但因距处于药业中心的大阪司药场太近，短短一年后京都司药场就被
废弃了。不过1877年横滨也开设了司药场，盖尔茨便在横滨开展起了
业务。盖尔茨在京都供职时，长与专斋卫生局局长曾秘密命令他拟定
日本药典的草案，他以《第一版荷兰药典》为参考推进这项工作，但
1883年8月30日，他因突发急病在横滨去世，年仅40周岁。之后明治
政府采用了德国医学，这部草案最终未能开花结果，据说盖尔茨一直
全力工作到生命的最后一刻。

1　头取：幕末明治时代指各个机关的领头人物。——译者注

　　御雇外国人的工作最后都由明治时期的日本科学家接手，但这些来到日本的科学家毫无疑问给日本带来了巨大的影响。

　　如上所述，19世纪是个科学界发生翻天覆地变化的时代。综观历史，我们发现它正逐步进化成近代科学的样貌（见表3.1）。

表3.1　江户世代后期和毒与药相关的大事记

日期（年）	事件
1805	华冈青洲使用全身麻醉剂"通仙散"实施手术
1805	泽尔蒂纳从罂粟中分离出吗啡
1807	贝采里乌斯提出"生命力学说"，为有机化合物下了定义
1815	杉田玄白将《兰学事始》的手记送给大槻玄泽（1869年发行）
1823	西博尔德第一次来到日本（—1829年，第二次是1859—1862年）
1826	伯格来到日本（—1839年）
1827	清原重臣的《有毒草木图说》发行
1828	发生西博尔德事件 维勒用无机物合成了尿素这种有机化合物
1832	李比希创办学术杂志《药学年报》
1837	宇田川榕庵开始发行《舍密开宗》（—1847年）
1838	绪方洪庵开设适塾（适适斋塾），福泽谕吉等人才辈出
1840	鸦片战争爆发（—1842年）
1844	威尔士尝试用笑气进行麻醉
1846	莫顿用乙醚麻醉成功实施了拔牙手术
1847	辛普森利用氯仿成功实施无痛分娩 塞麦尔维斯向维也纳学会报告了消毒法，却未获得认可
1857	蓬佩来到日本（—1862年）
1858	凯库勒提出用短线连接原子的方式对化学结构进行表示
1859	达尔文出版《物种起源》
1860	将金鸡纳树从南美带到东南亚
1862	鲍德温第一次来到日本（—1866年，之后在1867年、1869—1870年滞留在日本）
1865	凯库勒提出苯环结构 孟德尔发表《植物——杂种相关研究》
1866	哈拉塔马来到日本（—1871年留居日本） 曼斯菲尔特来到日本（—1879年留居日本），对北里柴三郎等人产生影响

让我们把眼光放到幕末时期的西方，1859年达尔文（1809—1882）的《物种起源》在英国出版。1865年奥地利的孟德尔（1822—1884）口头提出了对遗传法则（孟德尔法则）的研究《植物——杂种相关研究》，翌年即1866年又发表了相关论文。

生物碱——毒与药的宝库

泽尔蒂纳在1805年报告的分离吗啡是人类最早获得的纯生物碱。我们常听见生物碱这个词，本书中也不时提及，那么生物碱到底是什么呢？

生物碱这个词是德国哈雷的一名药剂师K.F.W.迈斯内尔（1792—1853）在1818年提出的。生物碱是以碱性（alkali）物质为基础的造语，alkali来自阿拉伯语al kaly（al是定冠词），而-oid来自希腊语中的eides（"……之类"的意思）。

接下来让我们看看生物碱都是些什么物质。比如下方列举的化合物，大家多少听说过那么几种吧：

吗啡、奎宁、尼古丁、可卡因、麻黄碱、河鲀毒素（河豚毒素）、龙葵素碱（马铃薯发芽产生的有毒物质）、乌头碱（乌头毒素）、维生素 B_1、组胺、小檗碱、肌苷酸、秋水仙碱、靛蓝、士的宁、咖啡因（见表3.2）。

此处列举的化合物全都是生物碱。它们或者在我们体内发挥着重要的作用，或者因有毒而名扬天下，又或者可成为治疗某些疾病的特效药，甚至还惹出过社会性的大问题。

无论哪种有机化合物，都是以连接在一起的碳元素（C）为基本骨骼，辅以氢元素（H）或氧元素（O），某些还有氮元素（N）的参与。生物碱就是在含氮的有机化合物中，除去大部分氨基酸、肽、蛋白质与核酸后剩余的化合物的总称。

表3.2　19世纪发现的重要生物碱

发现年份（年）	含生物碱的化合物
1805	吗啡
1816	吐根酊
1818	士的宁
1820	奎宁
	秋水仙碱
1821	咖啡因
1828	尼古丁
1833	阿托品
1848	罂粟碱
1860	可卡因
1864	毒扁豆碱
1875	毛果芸香碱
1885	麻黄碱

　　1805年吗啡获得分离后，到19世纪末短短80多年间，许多重要的生物碱都相继获得了分离。

　　在有机化学史上做出重要贡献的维勒于1828年合成了尿素，凯库勒提出苯环结构是在1865年，可见生物碱化学的发展之快。

　　关于各种生物碱的化学结构及其详细来历、生物活性等知识，还请参考笔者另一部著作《生物碱——毒与药的宝库》。

第
4
章

近代的毒与药

　　日本的近代指的是从1867年（庆应三年）以大政奉还为开端的明治维新到1945年第二次世界大战结束为止的这段历史。综观毒与药的近代科学史我们会发现，它与现在全球科学第一强国美国几乎没有关系。可以说，当时和毒与药相关的研究重镇集中在以德国、法国、英国为中心的欧洲。这个时代中，日本历史正拉开明治维新的幕布，美国则恰好结束南北战争（1861—1865）。

　　进入近代之前，法拉第在1825年发现了苯分子，凯库勒在1865年提出了苯环结构，由此我们看到了近代科学的萌芽。而在近代，科学的发展更是进一步加速。与毒相关的细菌学、有机化学等学科的显著成就也有目共睹。

　　但另一方面，我们也发现了一些误入歧途的现象。近代是战争频发的时代，两次世界大战都全面使用了当时的先进科技。侧面来说，战争本身也带动了科学的发展，而科学的进步同时也造成了新的问题。比如，到近代末期，将人类从对疾病的恐惧中解放出来的细菌学和有机化学，也孕育出了使用细菌武器的恐怖袭击、化学武器的开发、公害与药害等诸多新问题。

明治时代以来，长崎与横滨这两座港口城市成了新医学与药学的入口。这段时期中，国家稳步推行教育制度的整备，还建立了大学制度。医学校和药学校的建成也使医师与药剂师的培养成为可能。不过，在确立日本近代医疗制度之前，我们不能忽略了它与盛极一时的中医和中医制度的对立，这也成为医药至今尚未分业的原因之一，影响相当深远。日本决定采用德国医学而废弃汉方医之后，医师们全都转去学了西方医学，汉方医仅有当时开业的那么一代人，那之后培养汉方医的机构也随之消亡了。

第2章中我们曾提及，传染病轻易致人死亡的历史延绵了数百年，是近代科学把人类解救了出来，其中免疫疗法及抗生素的发现等可以说是毒与药科学的胜利。

明治时代，北里柴三郎（破伤风梭菌的纯培养）、志贺洁（发现锥虫红与志贺氏菌）、秦佐八郎（发现砷凡纳明）、高峰让吉（发现肾上腺素）、铃木梅太郎（发现维生素B_1）等，在医学上做出了世界级贡献的日本人层出不穷。药学方面，当时长井长义发表报告称发现了汉药"麻黄"的主成分麻黄碱。之后人们发现这种化合物对治疗支气管哮喘很有效。但它的化学诱导体之一——脱氧麻黄碱（甲基苯丙胺）却被作为兴奋剂，直到今天都还在惹出事端。

人类在这短短的一百年间发现了各种病原菌，进行了疫苗接种，发现了维生素和抗生素，医疗器械的发展也突飞猛进，看上去一时间把威胁人类存亡的鼠疫、霍乱、天花、结核、脚气都给克服了。但近年来，对抗生素产生耐药性的病菌（耐药菌）、HIV等新型病毒的出现又给人类带来了新的问题。

病原微生物学的诞生与发展

自然发生论与巴斯德

生物仅从生物繁衍而来，微生物也是如此。这在今天看来十分显而易见的道理，从得到认可至今其实并没经过多长时间。阐明这一事实的是巴斯德，为了确认这个事实，他使用了著名的鹅颈烧瓶。在那之前，人们总会煞有介事地说："老鼠是从肮脏的布或奶酪里长出来的。"

巴斯德曾对有机化学中的立体化学做出了很大贡献。他在研究酒石酸的过程中，发现了立体（旋光）异构体这一概念。

酒石酸是在酿造葡萄酒过程中生成的化合物。通常用旋光计测定酒石酸水溶液时会显示"+"值，表现出右旋性。因此，这种酒石酸会加上 d- 或（+），称为 d- 酒石酸或（+）- 酒石酸。但是，巴斯德发现了另一种酒石酸，它与前者在其他性质上完全一致，但却测不出旋光性（旋光度为零），被称为类酒石酸。

巴斯德调制了类酒石酸的钠铵复盐［四水合酒石酸钠铵 $Na(NH_4)$- $C_4H_4O_6 \cdot 4H_2O$］，并使其结晶，在显微镜下他发现这种物质生成了两种形状的结晶。他小心地用镊子把这两种结晶分开，分别还原成原有的酒石酸水溶液并测定了它们的旋光度，一种与 d- 酒石酸［（+）- 酒石酸］是一致的，而另一种却与前者相反，呈现出左旋性。因此，巴斯德称呼它为 l- 酒石酸，或者（−）- 酒石酸。这种化合物除旋光度外与前者表现出完全相同的性质。拥有这种特性的化合物就被互称为立体异构体或旋光异构体。

根据上述的研究结果人们了解到，类酒石酸就是右旋性 d- 酒石酸［（+）- 酒石酸］与左旋性 l- 酒石酸［（−）- 酒石酸］的等量混合物。右旋性物质与左旋性物质等量混合相互抵消，所以类酒石酸的旋光度为零。类似的混合物现在叫作外消旋体。这种立体（旋光）异构体的概念也为毒与药的科学做出了很大贡献。

不仅如此，巴斯德还在许多方面留下了宝贵遗产，狂犬病疫苗的开发也有他的功劳，甚至还有以他的名字命名的巴氏杀菌法（低温杀菌法）。

过去，世界上有三大冠以研究者名字的医学研究所。除了巴斯德，后面我们还将提到科赫与北里，以他们的名字命名的研究所分别是巴斯德研究所、科赫研究所与北里研究所。

李斯特与消毒法的确立

李斯特（1827—1912）是英国著名的外科学教授，他的登场确立了前述由塞麦尔维斯发现的消毒法的有效性。

李斯特在伦敦大学学习医学，在爱丁堡大学任手术助手，之后成为格拉斯哥大学的外科学教授，并负责整个格拉斯哥皇家医院的外科部门。即便在皇家医院，术后化脓引起的败血症或丹毒仍会导致很高的死亡率，而且当时术后病人身体产生的腐臭也是一大问题。在那之后，作为英国科学协会会长的他在演讲中做出了如下的阐述（1906年）：

"患者（因败血症）陷入危险的境地，其症状之一就是散发出强烈的恶臭。这是由于血液的腐败，换句话说，这表示血液在伤口内部因腐蚀性而变成了有毒物质。我们认为，这种腐败正是外科医生们应该为之恐惧的敌人。因此我们需要努力去除这种恶臭，以缓解它带来的伤害。"

1865年，巴斯德发表论文证明腐败是由发酵素导致的，这种发酵素来自微生物，而微生物不会从腐败物质内部自然产生，李斯特看完论文后接着阐述道："假如人体是无害的，而某些物质能破坏那些从伤口进入的微生物，那么这种物质也能阻止微生物从外部侵入。"

李斯特把视线放在了能去除下水道恶臭的苯酚上。当时的苯酚还属于贵重品，他向格拉斯哥大学的化学教授要了一点来，给患者更换绷带时涂抹在伤口上。他发现这样一来伤口愈合得很快，对皮肤也没有太大伤害。

苯酚这种物质本身具有强腐蚀性，因此只有在败血症危险性较高、宁愿损伤部分组织也救命要紧的复杂骨折等场合才会使用。但它溶于水之后腐蚀性就消失了，并且能达到与之前相同的效果。

因此，李斯特在手术室喷洒苯酚水溶液，并用苯酚水溶液给手术器具和手术部位的皮肤进行消毒，手术后使用的纱布也事先经苯酚水溶液消毒。结果，格拉斯哥皇家医院中由李斯特负责的部门，治疗效果有了显著提高。

1867年，里斯特把这项成果发表在《柳叶刀》杂志上，但一开始并没有获得英国学术界的理解，要令大多数人认可这种方法尚需时日。在手术室中喷洒苯酚水溶液也只是李斯特早期采用的方法，后来他对此做出了改进。因为他发现，创伤感染更多来自带有细菌的手或与器具的接触，而非空气中的微生物，因此手术之间喷洒苯酚水溶液用以杀灭微生物的做法后来就被废弃了。

最终，李斯特的消毒法获得了广泛承认，并得以应用，外科手术导致的死亡率因此锐减。和郁郁而终的塞麦尔维斯不同，回报给李斯特的是赞赏与名誉。1869年他成了爱丁堡大学的教授，1877年又被伦敦大学国王学院聘为教授。维多利亚女王甚至给他授予了骑士爵位，之后他成为男爵，并当上了上议院议员。

由塞麦尔维斯发现，并由李斯特确立的消毒法可谓改变近代医学与近代药学的一项划时代的创举。

科赫与病原微生物学

一部分疾病是由病原微生物（病原菌）引起的。这在现代被普遍认知的事实，其实直到近代才被人类所认清。

人类疾病的病因，有来自激素或内脏异常的内因性，相对地，也有来自病原微生物感染等的外因性。比如，霍乱、鼠疫、斑疹伤寒、结核、肺炎、疟疾、梅毒等传染病就是病原微生物导致的外因性疾病，这些恶疾长期以来威胁着人类的健康甚至生命。

过去，人们会把这种外因性疾病归咎于瘴气（空气污浊、毒气），而为这一状况画上休止符的是细菌学的发展，尤以汉生发现麻风杆菌，科赫（1843—1910）发现炭疽杆菌、结核杆菌和霍乱弧菌等为首。随着显微镜的进步，病原菌的存在得以明确，人类终于明白霍乱和鼠疫等疾病来自这些小小的生物（病原菌）。

随着细菌学的发展，人类开始思考如何预防和治疗传染病。这之中有师从科赫的北里柴三郎等人开发的免疫学方法，如白喉抗毒素等；某些物质对人体毒性较小，而对病原微生物来说却是剧毒（这叫作"选择性毒性"），他们将这一性质积极地应用于医疗，就是化学疗法。科学与化学的腾飞也令人们发现，导致这些传染病的部分病原菌产生了毒素，对人体造成了危害。科学家已对其中一部分毒素的化学结构和作用机制做了详细的分析。

化学疗法是由科赫的弟子埃尔利希（1854—1915）展开研究的，他发现了对昏睡症病原体、血液寄生性原虫——锥虫中有选择性毒性的锥虫红以及梅毒治疗剂砷凡纳明（606号）。

病原菌根据其作用机制可大致分为感染型和毒素型两种。斑疹伤寒菌就属于感染型。这种菌会在人体内的特定组织里增殖，进而破坏该组织。与之相对，霍乱菌属于毒素型病原菌。它会在人体内释放出霍乱毒素，人类会因此发生严重的痢疾，最糟糕的时候会引发脱水症状导致死亡。这时，病原微生物就与"毒的科学"密切联系在了一起。

科赫发现霍乱弧菌是在1883年，而在稍早些的1881年，他开始用日本的寒天[1]作为培养基对细菌进行分离和培养。那之前他都是使用土豆的切口或明胶，而事实证明，使用寒天作为培养基促进了细菌学的发展。那年也是他提出"科赫法则"的年份。1886年，历史翻到了北里柴三郎拜师科赫求学的一页。

北里柴三郎与北里研究所

北里柴三郎（1852—1931，以下简称北里）（见图4.1）出生于嘉永五年（1852年）十二月二十日。一说他出生于1853年，因为嘉永五年虽然大部分都处于1852年，但北里的生日在公历中相当于次年的1月29日。

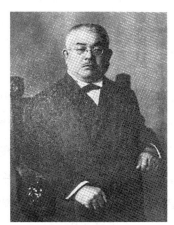

图4.1　北里柴三郎

北里于1871年（明治四年）进入熊本医学校，1875年进入东京大学医学部前身——东京医学校，1883年从东京大学医学部毕业。与北

1　寒天：琼脂。——译者注

里一起入学的有121名学生，但毕业的仅有26名。毕业时北里的成绩名列第八，综合成绩为乙等。1883年4月毕业后，同年10月他被授予医学学士学位。那一届大部分毕业生都去地方做了医学校校长或医院院长，而志在预防医学的北里则进入内务省卫生局工作。随后，他于1885年赴德留学，师从科赫进行细菌学的研究。北里在德国成功地进行了破伤风梭菌的纯培养，开发出了白喉的血清疗法，做出了巨大成绩，获得了德国政府颁发的"Professor"（荣誉教授）称号。他还收到美国等诸多国家抛来的橄榄枝，但他都一一拒绝了，并于1892年回到了日本。

然而，在日本等待北里的却是严酷的命运。他1889年在德国留学时，曾彻底反对学生时代的细菌学启蒙导师绪方正规（第一代卫生学教授，日本最早的医学博士，1853—1919）提出的脚气菌假说（《中外医事新报》第212号），这原本只是一个学术上的正确判断，没想到却成了某人主张他给恩师抹黑的把柄。这个人就是帝国大学医科大学教授青山胤通（1859—1917）。和青山胤通的过节成了北里无法在母校获得席位的原因之一，回国后他再次进入了内务省，他留学德国时的旧知森林太郎（森鸥外）也是脚气菌派的。

这时，福泽谕吉向郁郁寡欢的北里伸出了援手。在福泽谕吉的支援下，1892年北里创设了传染病研究所。最初它只是一家小型私立研究所，但后来受到了国家的援助，1899年升级为国立研究所，拥有了完善的建筑与设备，极尽隆盛。在北里研究所中，志贺洁（1870[1]—1957）发现了志贺氏菌（1898年）。后面还会提到，从北里研究所赴德留学师从科赫的学生埃尔利希的志贺洁发现了世界上最早的化学治疗剂——锥虫红（1904年）。而同样师从埃尔利希的秦佐八郎（1873—1938）在1910年发现砷凡纳明（梅毒特效药）等事实也证明，

1　按照当时的纪年是1870年12月，实际是1871年2月。——译者注

北里研究所有着十分傲人的研究进展。

1894 年中国香港鼠疫大流行之际，日本以国家名义派遣北里赴中国香港进行研究。同时受到派遣的还有帝国大学的青山胤通教授。而在北里等人成功分离出鼠疫杆菌的时候，另一边的青山胤通却不幸罹患鼠疫，悲惨地去鬼门关走了一遭。

这么一来，青山胤通就更把北里视为眼中钉了。他曾做过当时首相大隈重信的侍医，不知是不是依靠这层关系，青山胤通开始谋划，打算将北里研究所收归帝国大学医科大学，而将北里本人纳为自己的属下。1914 年（大正三年）10 月，大隈内阁完全无视北里的意向，决定把内务省管辖下的北里研究所（传染病研究所）调到文部省。怒不可遏的北里于次月（11 月）愤而辞去传染病研究所所长职务。以仰慕北里的北岛多一（1870—1956）副所长、志贺洁与秦佐八郎等部长为首，所里从研究员到一般职员集体跟着北里辞职了。就这样，留给东京大学青山胤通的就只剩一间宛如空壳的传染病研究所。当时青山胤通咬牙切齿地说："北里把好徒弟都带走了。"之后，传染病研究所于 1916 年（大正五年）4 月附属于帝国大学，1967 年（昭和四十二年）开始成为东京大学医科学研究所。

辞职后的北里自掏腰包在原传染病研究所附近设立了自己的北里研究所。那时是 1914 年 11 月。这座北里研究所位于现在的港区白金，当时叫土笔之丘，是北里 1893 年开始经营的结核病疗养所（土笔之丘养生园）的所在地。这里最早是福泽谕吉转让给北里的自家别墅用地。现在这块土地仍被高架道路环绕，毗邻庆应幼儿园，述说着与福泽谕吉的渊源。北里研究所创立 3 年后，即 1917 年，为了回报福泽谕吉的恩情，庆应义塾大学医学科创设预科时，北里率领研究所予以支援。据说医学科预科的教育均由北里研究所研究员兼任，除此之外，北里还出任了第一届日本医师会长（1916—1931），更是在 1924 年获得了男爵爵位。

作为北里研究所创立50周年纪念事业的一环，北里大学于1962年落成了。当初它仅有卫生学部，后来陆续开设了药学部、医学部、医疗卫生学部、水产学部、兽医畜产学部、理学部等，成为一所理科综合大学。此外，北里研究所虽然在2008年4月与北里大学下属的"学校法人北里学园"合并，但研究所的名字还是以"学校法人北里研究所"的新形式得到了保留。

志贺洁发现志贺氏菌时只是个年仅27岁的研究员，这项研究是在北里的指导下进行的。因此，这项发现的报告本应属于北里的业绩，或至少是志贺洁与北里联名。然而，北里让志贺洁只署了他一人的名字。这种病菌的学名（属名）也取了志贺洁的名字，定名为 *Shigella*，由此我们能充分感受到北里对待学问的真挚态度。

另外，著名的野口英世（1876—1928）也曾在北里研究所（前述的传染病研究所）工作过。当时，美国的弗莱克斯纳（1863—1946）教授来研究所访问因志贺氏菌而闻名的志贺洁，精通英语的野口英世便担任了志贺洁的翻译，那时弗莱克斯纳教授可能透露出了邀请野口英世赴美的意向。虽然他没有直白地说"请来美国"，但作为外交辞令估计是说了"您到了美国请来找我"之类的话吧。事实上，野口英世的确因为这句话赴美留学了。之后有不少传记都提到了野口英世的生平，但却极少见人提及野口英世与弗莱克斯纳教授相遇而获得留美的机会以及他与志贺洁的关系。

西班牙流感

日本大正时代中叶，即1918年（大正七年）到1919年，西班牙流感曾一度肆虐。当时全球出现了6亿（据推断当时全球人口为8亿～12亿）感染者，死亡人数达到4 000万～5 000万。

日本，也有2 300万人患上了西班牙流感，39万人丧生（当时日本的人口约为5 500万）。前述的野口英世的母亲野口志贺在1918年11月死于该病，享年66岁。文艺评论家、导演岛村抱月也是同年同月死于同一种病。岛村的情妇、新剧演员松井须磨子于次年1月5日追随他而自杀，岛村其实是从松井须磨子那里感染的流感。除了上述这些，诗人宫泽贤治的妹妹敏子、短歌诗人兼精神科医生斋藤茂吉也都曾患上西班牙流感。

西班牙流感最初是1918年3月从美国芝加哥附近开始流行的，第一次世界大战中随美军进攻欧洲漂过大西洋，5—6月在欧洲流行起来，这是第一波。第二波是1918年秋季，全球几乎同时开始爆发，因其高病原性导致死亡人数激增。接着1919年春季到秋季这段时间第三波横扫全球，据说日本在第三波中遭受的危害最大。

流感与感冒很明显是两种疾病，重笃性也完全不同，因此有研究者认为不应称它为"西班牙感冒"，而应该叫"西班牙流感"。而该病起源于美国却称为西班牙流感的原因是，这一疾病的信息是从西班牙发出的。据说在第一次世界大战的信息审查中，与第一次世界大战无关的西班牙皇室爆发流感的消息受到了大肆报道。

1933年流感被认定为病毒性传染病。同一时期，日本脑炎也被认定为病毒性疾病。而在尚未建立病毒这一概念的时期，野口英世在不知黄热病源自病毒的情况下，于1928年因黄热病客死加纳的阿克拉。

近代药学及有机化学的诞生与发展

长井长义与东京大学制药学科

长井长义（1845—1929，以下简称长井）是藩内医官长井琳章（1818—1900）家的长男，出生于现在的德岛市。长井在藩校学习汉字与荷兰语，从父亲那里接受了本草学（研究药用植物等的学问）的启蒙，15岁元服[1]后就已能作为父亲的代理去诊治病人。

1866年（庆应二年），长井与其他6人接受藩内的命令去长崎学习西方医学，为期两年。在长崎的精得馆，长井除了跟曼斯菲尔特学习西方医学外，还跟陆军军医鲍德温学习化学。然而次年1867年（庆应三年）他离开了学习医学的精得馆，寄宿在刚开设照相摄影馆的上野彦马（1838—1904）家，通过照相技术精进化学知识。在这里他获得了5年前由上野所著的《舍密局必携》。据说他曾在上野的指导下，帮着调制照相必需的药品。

接着，长井来到东京医学校（大学东校，东京大学前身）学习，1870年（明治三年）明治政府选派他为第一批欧洲留学生，赴德国的柏林大学学习医学。不过到那儿后他遇见了有机化学的大家、前述的李比希的弟子之一霍夫曼教授（1818—1892），由此将关注点从医学转移到了有机化学研究上。在那之后，长井成为霍夫曼的助手，在德国专注化学研究13年，直到1884年（明治十七年），其间还与当地女性特蕾泽（1862—1924）结了婚。回国后，他相继担任半官半民的大日本制药合资公司（当时）技师长、东京帝国大学医科大学制药学科教授等职务，为现代日本药学奠定了重要基础。

现在的日本药学，尤其是与有机化学相关的合成化学与天然物化学等领域拥有着世界超一流的水准。但是，与其他发达国家相比，日本的药剂师这一职业还远不够吃香，这是为什么呢？不得不让人将其与现在的东京大学药学部最早开始推行的药学教育有所偏差联系在一起。说得再具体点，很长一段时间以来，日本的药剂师教育都是脱离大学支持的。长井学成归国之后，尽管曾在大日本制药合资公司这个

1　元服：日本古时男子成年开始戴冠的仪式。——编注

半官半民的制药公司里担任技师长，但我们发现他顶多是以化学家的身份就任。相比药学家而言，他更多的是一个化学家。

最早开设药学教育的是现在的东京大学。东京大学从它成立起到今天，校名经历了东京大学→帝国大学→东京帝国大学→东京大学这一连串的转变。我们以东京大学药学部为着眼点，归纳了一张变迁表（表4.1）。

表4.1　东京大学药学部变迁表

日期	药学教育的名称
1873年7月	东京医学校制药学科
1877年4月	东京大学医学部制药学科
1886年3月	帝国大学医科大学药学科
1897年6月	东京帝国大学医科大学药学科
1919年2月	东京帝国大学医学部药学科
1947年9月	东京大学医学部药学科
1958年4月	东京大学药学部

药学教育诞生于医学部的制药学科，1886年（明治十九年）东京大学变为帝国大学之际暂时废止了制药学科，药学系濒临取消，不可否认，药学与药剂师教育都是在极其困难的情况下开始的。而且当时每年愿意进入大学药学系的学生屈指可数。因此，能让药学系毕业生充分展示才能的舞台更是少之又少。

日本药剂师的诞生与直面的困难

欧洲自古以来医师和药剂师的职业领域就是分开的，药剂师也不是从医师这个职业中分化出的一块业务。与之相对的日本到江户时代都延续着汉方医的传统，汉方的治疗讲究"药量斟酌"，即药物的调和与治疗行为是不可分割的。可即便西方的医疗制度跟着西方医学（德国医学）进入了日本，当时的汉方医仍持有执业资格，因此日本的医疗就在大量汉方医与零星西洋医裹挟的状态下迈入了近代。而且这些汉方医只要达到一定的低标准，就能绕过考试获得西洋医的执照。正因为日本有汉方医与从汉方医改行来的西洋医混杂的历史，所以即使后来专门学习西方医学的西洋医的数量进一步增加，直至医学界完全由西洋医占领，医师和患者还是带着根深蒂固的观念，认为药物应该是由医师或医师的助手（见习生）来负责调配。这种错误的认识一直延续到现在，哪怕对药物的内容、效果、使用方法的定义早已不同于以前，仍有相当多的人误以为应该从医师那儿拿药。令人吃惊的是，较新的《广辞苑》（第三版，1983年）中有个叫"药局生"的词条，它的解释是"医院的药局中在医师的监督下负责调配药剂的人"。药局生到底指的是什么人呢？反正药剂师可不是在医师监督下工作的职业，是给医师打下手的门外汉？这种记述直到今天仍旧存在。

提出药剂师这个名称的是柴田承桂（1849—1910），最终决定采用这个名称是在1889年（明治二十二年）起草《药律》（药品营业及药品处理规则）的前一年春季，即1888年。柴田承桂在1870年与前述的长井等人一起留学德国，1874年回国后成为东京医学校的第一任制药学科教授。之后，他历任大阪司药场长、内务省卫生局官员、东京和大阪的司药场长。长井从德国回到日本之际，柴田承桂为他的接收制度等事四处奔走。他还为引进西欧的卫生行政做出过贡献，1886年公布的日本最早的《日本药典》就有他参与编纂。然而在起草《药律》时，他最终没能完成医药分业，由于健康上的顾虑辞去了一切官职。如此权威的人物早早地退出第一线，或许也为日本的医药分业以及确立药剂师这一职业带来了巨大的损失吧。

令人震惊的是，1886年东京大学改名为帝国大学时，全日本大学中独此一家的药学教育机构——制药学科遭到了暂时的废止。那个时期，东京大学医学部制药学科几乎招不到学生，教员也仅有3名

（全都是助教）。而且，卫生学教员丹波敬三和生药学教员下山顺一郎（1856—1912）都在欧洲留学，仅剩丹羽藤吉郎（1856—1930，以下简称丹羽）一人。在这种窘境之下丹羽助教力挽狂澜，让制药学科以帝国大学医科大学药学科的面貌得以复活。据说丹羽还曾想将制造新药的专业人士定名为"药师"。但是，因为丹羽对医药分家的主张表现得太过强烈，帝国大学医学系的教员都对他怒目而视。

由于丹羽他们期望药师这一名称听上去有香火气，后来就改称为药剂师。确实，药（yaku）师[1]容易让人联想到菩萨，但改叫药剂（kusu）师[2]也未尝不可吧。不过，大概这所谓的香火气也只是个借口。如前所述，日本人素来有"医疗＝药"的认知传统，而"药（yaku）师"这个名称正是自古以来对医师的称呼。所以事实上，采用"药剂师"这个名称是否是对这种传统的反抗亦未可知。

明治时期，关于医药分家的争论相当活跃。但没想到的是提出"医药分家后会出现双重收费，穷人看不起病，而对于医师来说，不插手药物的调配就得不到自古以来作为报酬的药礼[3]，难以维持生计"这一论调，反对医药分家的其中一位急先锋居然是福泽谕吉。福泽谕吉利用自己1882年（明治十五年）创刊的报纸（《时事新报》）对此展开了盛大的反论（天野宏《明治时期医药分业之研究》）。作为已出版《学问之推荐》等著作的意见领袖福泽谕吉，他对医药分家的反对无疑重创了药剂师。

当时，大量汉方医都是绕过考试获得西洋医执照的既得利益者，而要取得新设立的药剂师资格，毫无例外人人都必须参加极其困难的考试。因此，药剂师资格具有十分重要的价值，取得药剂师资格的人

1　和"药师如来"的"药师"发音相同。——译者注
2　该"药"字发音由其训读"kusuri"而来。——译者注
3　药礼：江户时代，患者在接受医师诊断获得处方之后，支付给医师的礼钱。——译者注

也十分值得信赖。但是，由于原本就没有药剂师的一席之地，所以并没有多少人立志要成为药剂师。1899年（明治三十三年）有204人参加了在东京与大阪举行的药剂师国家考试，其中只有32人合格。药剂师本应是设置在药局中的专业职位，热心学习西方先进事物的福泽谕吉对此为何没有发声加以推动，实在是匪夷所思。

日本药典的制定

医疗用的医药品容不得半点差错与瑕疵，因此需要一套规则来对它们的品质进行规范。在现代日本，国家制定了药典来规范医疗常用医药品的品质。

单纯作为医疗用医药品列表出现的药典最早可追溯到古埃及的《埃伯斯莎草纸手稿》，上面记载了许多医药和有毒植物的信息。古代中国的《神农本草经》记载了365种生药名称与功效，可以说是药典的原型之一。《神农本草经》里按照生药毒性强弱分为上药（上品）、中药（中品）以及下药（下品）。随着时间的推移，16世纪末出现了52卷《本草纲目》，该书记载了可入药的动植物与矿物1 892种。

1772年丹麦公布的药典是近代世界第一部药典，1775年瑞典也随后公布了药典。日本最早公布药典是在1886年（明治十九年），全球排行第21位。而美国最早在1820年公布了药典。

早在1880年，就有这么一句话阐述了日本药典诞生的意义："药典乃规制自国供用药品品位强弱之律书是也……"（《日本药典五十年史》第9页）。

1886年6月25日，日本最早的药典公布在内务省令第十号别册上（官报第894号附录，全77页，索引8页），1887年7月1日开始施行。1888年还发行了它的拉丁语译本（全293页）。起草这部日本药典的是当时司药场的教师——荷兰人盖尔茨。然而十分遗憾的是，盖尔茨没能看到它诞生就早早离世了。接替他负责起草的还是荷兰人，名叫艾克曼（1851—1915），在日期间（1877—1885），日方人员有前述的柴田承桂。

当初日本药典的改版是不定期的，从《第六改正日本药典》到《第八改正日本药典》之间是10年一改，而从1976年公布的《第九改正日本药典》到2006年公布的《第十五改正日本药典》则是5年一改。日本药典的发行年份如表4.2所示：

表4.2　日本药典各期发行年份

期数	年份（年）
一	1886
二	1891
三	1906
四	1920
五	1932
六	1951
七	1961
八	1971
九	1976
十	1981
十一	1986
十二	1991
十三	1996
十四	2001
十五	2006
十六	2011

另外，除了日本药典，还有一部称为《国民医药品集》的资料，用以对前者进行补充。第一版（《国民医药品集》）发行于1948年。《国民医药品集》系统地整理记载了这样一些内容：

• 以收载进日本药典为前提的医药品。

• 虽已从药典中删除，但使用频率仍相对较高的医药品。

- 重要性虽不及药典，但使用相当广泛的医药品。
- 经常用于汉方制剂处方中的生药。
- 药局调制的制剂。

从那之后，1955年《第二改正国民医药品集》出版，1961年发行了暂定修订版，1966年则发行了大修订版。这部大修订版之后被称为《第七改正日本药典第二部》。而从《第八改正日本药典》到《第十四改正日本药典》，每次公布之际都会以"第二部"的形式发行《国民医药品集》，不过2006年发行《第十五改正日本药典》时，出版方综合了第一部和第二部合并成了一本，而生药等则归纳入了别项。

《化学文摘》

现在，不计其数的化学物质通过动植物或人工合成来到这个世界。假如我们在研究过程中获得了某些化合物，要判断它是不是全新的化学物质，只需检索美国化学会从1907年开始发行的《化学文摘》即可。

《化学文摘》是有关化学的文摘类杂志，它会将全球发表的论文（原著论文或专利等）以每篇5～20行的篇幅抄录、归纳出来，一页包含15～20篇。

现在，他们每周会发行两册 A4开本、1 000页上下的杂志。这些内容的总索引号除了按一般项目排列，也会按著者姓名、化合物名、分子式等进行整理与发行。每过5年（以前也有10年）他们还会发行包含其间所有项目索引号的合辑。

因此，这是一部包含了庞大信息量的资料集。近年来，图书馆的一个大书架都容不下一年份的杂志了。然而，为了确认某项研究内容是不是最新的（化合物的时效性），人们仍要去参考这份资料集，它对于化学研究来说是必需的。由于信息量持续增大，现在基本都用电子版本代替纸质版本进行检索。

近年来，新的有机化合物类型增长迅猛。其中，既有能让我们恢复健康的有效药，也有威胁我们健康与生命的毒。今后，我们必须想办法与这么多数量与种类的有机化合物和平共处。

日本有机化学的黎明期

日本近代有机化学黎明期的到来不得不归功于两项研究：东京大学医学部制药学科教授长井长义的麻黄碱研究，以及东北帝国大学理科大学教授真岛利行（1874—1962）的漆酚研究。如前所述，长井教授师从德国的霍夫曼教授进行多年的研究，而真岛利行教授赴英留学后，师从瑞士的维尔施泰特（1872—1942）教授进行研究。这两位的研究室是日本有机化学的主源头。

长井长义的团队从汉药"麻黄"中分离出麻黄碱，并着手研究它的化学结构。当初，东京卫生试验所的技手[1]山科元忠负责进行麻黄碱的研究，不幸的是他突然过世，这项研究便由长井接手。1885年（明治十八年）长井报告了麻黄碱的分离，并公布了它的化学结构。这项研究成果成了日本药学乃至近代有机化学黎明期的一大流派。之后，研究者发现麻黄碱是治疗哮喘的特效药，给人类带来了福音。因此说日本近代有机化学的潮流之一始于药学领域也不为过。再后来，1893年麻黄碱被转化成脱氧麻黄碱，也就是后来广为人知的冰毒或非洛芃这类觉醒剂。

而另一边，真岛利行团队研究的漆是一种低分子化合物，称为漆酚。众所周知，漆树树液含毒，碰到的皮肤会发生接触性皮炎。不

---

1 技手：技师下属的技术者。——译者注

过，将它涂抹到木材等材料上之后，在酶的作用下它会聚合成高分子化合物，从而形成极其坚固的涂层。这样再接触就不会再发生接触性皮炎了。漆就是具有这种天然状态下低分子，加工后变高分子的特殊性质。

日本青森市的三内丸山遗迹中曾出土了约5 000年前的漆制品，可见漆制品历史之悠久。日本各地都有独特的漆器，比如津轻涂、轮岛涂、会津涂等，各种餐具、桌子、储物盒等制品也有涂漆的做法。甚至神社佛阁、神轿、佛坛等精工细刻的地方也常常会用到漆。近年对平安时代末期（1124年）封顶的岩手县平泉市的金色堂进行大修缮，在这里我们也能欣赏到十分精美的漆艺。

我们都知道漆器在英语中就叫作 japan，漆器对我们来说是十分熟悉的事物。对漆酚的化学结构进行研究的真岛利行团队也成了日本有机化学的一股源流。那之后，真岛利行团队还对红花与紫根的色素进行了研究。

高峰让吉与肾上腺素

肾上腺素是一种化合物，它与前述的长井长义研究的麻黄碱有着极为相似的化学结构与生物活性。发现肾上腺素的高峰让吉（1854—1922）是工部大学应用化学科（东京帝国大学工学部前身）的首届毕业生之一，他于1873年（明治六年）入学，1879年毕业。同届共23名毕业生。当时，工部大学将毕业生分为三等，只有一等毕业生才有资格获得工学学士学位。当时一等毕业生中就有造家学（建筑学）的辰野金吾。

高峰让吉是6名化学科毕业生中的第一名，但化学科全都只评为二等。因此，仅持有二等评价的高峰让吉未能获得工学学士学位。当时各教育机构授予学士学位的规则不尽相同，如前所述，同一时期（1883年）以东京医学校（后为东京大学医学部）第8名毕业的北里柴三郎综合成绩为乙等，却也获得了学士学位，据说东京医学校的毕业生全部都能拿到学士学位。之后，工部大学23名毕业生中的11人受命赴欧留学（石井研堂《明治事物起源》四），高峰让吉也是其中之一。后来，他还作为内务省职员去美国出差，从而改变了自己的命运。

2006年其实是个值得纪念的年份。这年公布的《第十五改正日本药典》中将此前使用的肾上腺素正式更换为高峰让吉命名的肾上腺素（Adrenaline），学术界正式承认高峰让吉才是这种激素的发现者。《第十四改正日本药典》为止使用的 Epinephrine 是1899年美国的埃贝尔（1857—1938）命名的，但他发现的其实是别的物质。对此，1901年学术界对高峰让吉团队完成的肾上腺素提纯结晶重新进行了评价，而欧洲药典则很早便开始使用 Adrenaline 这一名称了。

阿司匹林与海洛因的诞生

人们可以从柳科植物白柳的树皮中得到水杨素糖水杨苷，水杨苷加水分解后可获得水杨醇，而水杨醇氧化后就可得到水杨酸。

从与西洋白柳完全不同的蔷薇科植物西洋夏雪草中可获得司匹尔酸这种成分，该命名来自它的旧属名 Spiraea。不过自那之后，人们发现这种化合物就是前面所说的水杨酸。

水杨酸具有解热镇痛作用，但这种化合物非常伤胃。不过，将水杨酸的氢氧基乙酰化之后得到的乙酰水杨酸对胃的刺激就小了，同时还能保持解热镇痛的效用。由于乙酰水杨酸是上述司匹尔酸的乙酰化产物，科学家就取了阿化[1]和司匹尔酸的一部分，再变了一下词尾，造出了阿司匹林（aspirin）这个名称。也就是说，阿司匹林来自［a（cetyl）+Spir（säire）+in］。

---

1 即乙酰化，英语中乙酰基写作 Acetyl。——译者注

其实早在1853年就有科学家发表论文称成功地合成出了这种化合物 [C. Gerhardt ， *Ann. der Chemie und Pharmacie* , 87 , 149-179（1853）]。阿司匹林则是在1899年经拜耳公司制造销售后才在世界范围内广为流传直至今日的。

阿司匹林进入体内后会迅速分解成水杨酸。虽然它是一种有效的医药品，但大量服用势必会危及生命。体重60千克的人服用阿司匹林的半数致死量约为20克。小儿服用阿司匹林可能会出现剧烈呕吐、意识障碍、痉挛、肝损伤、低血糖症等十分严重的副作用，这被称为雷耶氏综合征，但目前科学家还不清楚阿司匹林与雷耶氏综合征的关联性。

在阿司匹林之前，人们从1893年开始把乙酰氨基酚（泰诺）作为解热镇痛药。泰诺也是一种十分受人信赖的医药品，但过去发生过唆使他人大量服用致死以骗取保险金的杀人事件（埼玉县本庄市保险金杀人事件，1999年）。

与阿司匹林上市销售几乎处于同一时期的1897年，巴斯夫（BASF：Badische Anilin-und-Soda-Fabrik）公司开始生产靛蓝。历史即将进入20世纪，此刻正是近代合成化学工业拉开帷幕的时候。后面我们还会提到，巴斯夫公司的合成靛蓝工业也为有毒气体提供了制造的原料。

而1898年，同样是销售阿司匹林的拜耳公司开始销售吗啡乙酰化后制得的海洛因。海洛因是一种极易上瘾的毒品，现在已不再用于医疗。

日俄战争与正露丸

战争与医药品的开发有着千丝万缕的联系。后面我们将提到，抗生素的再发现和发展就与第二次世界大战有着很大关系。

如今，当我们吃坏东西、着凉引起腹泻，或是碰上牙疼等状况时，还是经常会用到"正露丸"（大幸药品）。这种流行至今的医药品是在日俄战争（1904—1905）开战前两年，即1902年上市的。对于日本军队来说，由于当时野外卫生状况恶劣，病死的士兵反而比战死的更多。这种情况下，科学家开发出了以杂芬油（木馏油）为主原料的"正露丸"（森口展明等《药史学杂志》第42卷，110页）。

陆军中把这种丸药称为"馏油丸"。森林太郎（森鸥外）等陆军军医笃信"脚气是由未知的微生物引起的传染病"这种假说。因此，他们认为具有强效杀菌力的"馏油丸"肯定对脚气也有效，于是让赶赴日俄战争的将士们连日服用。由于当初的时代背景，人们取了征讨露西亚[1]之意，这种丸药就有了"征露丸"这个俗称。当然，这种药物对脚气并没有效果，但其止泻与抑制牙痛的功效受到战争归来的军人们交口称赞，从而确立了其"打倒露西亚的万能药"之地位。

然而第二次世界大战之后，从国际信义上来说，"征"这个字并不受待见，于是厂方把"征"改为"正"，用起了"正露丸"这个名字。尔后，1954年大幸药品登记的"正露丸"这个商标还产生了商标权纠纷，最终，1974年最高法院下达判决称"这种以杂芬油为主成分的医治肠胃的药剂的俗称已为国民所认识"，由此撤销了专利厅1954年对"正露丸"这个固定商标的认证。所以，现在许多品牌都推出了各自的"正露丸"。

两次世界大战与生化武器

近代有机化学的发展使得其在各方面的应用成为可能，但这也恰恰造成了近代有机化学的光影两面。世界迎来近代，各国之间纷争

---

[1]　即俄罗斯Russia，此为根据日语发音所取的汉字，因此，日俄战争在日语中也称为日露战争。——译者注

（战争）四起，纷纷出现了将科学（化学）应用于战争的趋势。结果，人类发现了新式的毒物用法，开发出了生化武器。

生化武器最初的目的是令对手丧失战斗意志。据说这种做法竟然起源于公元前5世纪雅典与斯巴达的伯罗奔尼撒战争，真是出乎意料的古老。斯巴达军向死守在城中的雅典军焚烧硫黄与树脂，也就是发动烟熏攻势。而更为淳朴与原始的生化武器还有人类或动物粪便，向敌人投掷这种武器也可令对方丧失斗志。

现在，人们将核（Atomic）武器、生物（Biological）武器以及化学（Chemical）武器的首字母合并起来称为 ABC 武器。其中，化学武器与生物武器的开发与制造成本较低，并能在小规模设施中进行秘密开发制造，因此也叫作穷人的核武器。世上原本就不存在所谓人道的武器，而 ABC 武器均会对不特定的多数非战斗人员造成毒害，因此更不人道。并且，由于人们很难控制这类武器，它的开发与应用也被视为了禁忌。第一次世界大战后的1925年日内瓦国际会议上，各国达成决议：禁止使用化学武器。

1907年，哈伯（1868—1934）开发出了称为"空气氮固定法"的氨合成法。这项功绩帮助他获得了诺贝尔化学奖。然而，出于对德国的爱国之心，他当上了毒气研究的指挥者。

1915年，在第一次世界大战（1914—1918）中德军在比利时伊普尔与法军对战时使用了氯气。据说当时有 14 000 人中毒，死亡 5 000人。1917年，德军再次在伊普尔使用了毒气，这次是有机合成毒气，因为它有着特异的臭味，英军叫它"芥子气"，而法军根据伊普尔这个地名叫它"伊佩里特"。该化合物 $[(ClCH_2CH_2)_2S]$ 是种油状液体，德国的科学家早在1859年就合成出来了。芥子气属于糜烂性毒剂，它对橡胶有渗透性，因此身穿橡胶防护服也无法完全防御。芥子气的合成原料是 2– 氯乙醇（$ClCH_2CH_2OH$），前述的巴斯夫公司制造蓝色牛仔布合成染料——靛蓝的过程中就会大量产生这种物质。

1943 年，意大利发生了一场事故，100 吨芥子气流入了阿德里亚海。调查结果表明，该地周边居民的白细胞有减少趋势。因此科学家们设想，芥子气或其类似化合物氮芥［例如，称为HN-2的（$ClCH_2CH_2$）$_2NCH_3$等］是否能用于白血病的治疗呢？之后，氮芥真的被用作了抗癌药（抗白血病药），这是毒转化为药的事例之一，毒气研究也算是对人类产生了正面意义。科学究竟会给人类带来福音还是威胁，关键要看怎么利用。

人类开始使用毒气后过了几年，1924 年纳粹德国元首希特勒（1889—1945，1934—1945年在任）在监狱（接受特别待遇）中通过口述撰写了一部《我的奋斗》，内容以反犹太为中心。而染指毒气研究的哈伯却因为犹太人出身，之后遭到了希特勒下令的追捕。此外，希特勒统治德国时，曾留下了用液化氰化物毒气齐克隆 B 进行大屠杀的黑暗历史。在奥斯维辛，齐克隆 B 被用来屠杀犹太人。这种毒气的用法与化学武器的用法虽有些不同，但在用化合物进行非人道屠杀这一点上是完全一致的。

化学武器从最早的氯气开始，经过芥子气这样的糜烂性毒剂，接着发展到纳粹德国使用的神经毒气。现在我们已知的神经毒气有沙林、梭曼、VX（维埃克斯）、塔崩等。第一号神经毒气塔崩是纳粹德国时期农药开发过程中的产物。1937 年，德国的施拉德（1903—1990）在开发杀虫剂时发现，有种化合物会令人出现瞳孔缩小和呼吸困难的严重症状，那就是塔崩。这事传到了纳粹政权那里，于是他被招去进行毒气研究。1938 年他制出了沙林，沙林（sarin）是用开发者施拉德等四人的名字（Schrader/Ambros/Rüdriger/Linde）拼接而成的。此外，梭曼出现于1944年第二次世界大战末期的德国，VX 则是1952年在英国被发现，在美国被开发出来的。

这些神经毒气的化学结构与有机磷农药巴拉松（该农药被认定为急性剧毒物质，1971年已禁止使用）、DDVP（敌敌畏）以及马拉硫磷（急性毒性较低），还有家庭园艺常用的高灭磷（乙酰甲胺磷）都非常相似。

1995年3月20日，东京发生了前所未有的地铁沙林毒气事件，令5 500名普通市民受到了伤害。对于我们来说，进入我们脑内的5 500只是代表死者或重轻伤者的人数，但这每一个人背后还有自己与整个家庭的人生。在村上春树的《地下》一书中曾提到过这层意义。

另一方面，生物武器主要是利用炭疽杆菌、霍乱弧菌、鼠疫杆菌等细菌进行袭击。这些细菌会在人体中产生有毒化学物质，从而危害人体。因此，生物武器与化学武器有时也并非泾渭分明。

提到有组织、有规模的生化武器研究，第二次世界大战时侵占中国东北地区的旧日本陆军731部队可以算作一例。731部队进行的是细菌武器的开发及其人体实验，这一非人道的行径被揭露出来时人人为之震惊。日本甚至还曾制造过带有砷原子的糜烂性毒气路易斯气（$ClCH=CHAsCl_2$）。第一次世界大战末期，美国与德国几乎同时开发出了路易斯毒气，日本是在1930年（昭和五年）以后由广岛的大久野岛制造出来的。

哈伯、星一与吗啡

日本近代最早制造吗啡的企业是星一（1873—1951）的星制药所。福岛县出身的星一毕业于东京商业学校，在美国哥伦比亚大学学完经济统计学后，他回到日本创办了星制药所，以销售外用药黑油膏发了财。著名超短篇作家星新一（1926—1997）就是星一的儿子。星一在1911年（明治四十四年）设立的社内教育部门后来发展成了星药科大学。

星一与政友会的后藤新平（1857—1929）有着私交。那之后他开始以中国台湾产的鸦片为原料制造吗啡。然而，后藤新平的政敌——宪政会的加藤高明（1860—1926）就任首相之后，却发生了名为"星制药事件"的怪事。1925年（大正十四年），星一因走私鸦片嫌疑遭到起诉。一审被判有罪，不过二审却判了无罪。结果虽然是冤案，但星制药所的事业还是受到了重创。其经过可详见星新一的《人民很弱小 官僚很强大》。

星一还出资对科学家进行资助。比如，1924年他自费邀请哈伯——前述那位开发出空气氮固定法的著名科学家来到日本。当时的日本经历了德川时代的长期锁国，但仍依靠自身急速进入了近代化，哈伯对此深表敬佩，他感到这个国家存在着巨大潜力。1926年5月，在星一的牵线之下，促进日德文化交流的柏林日本研究所（日本学院）成立，哈伯亲自担任所长。一年后，它的姐妹机构"日德文化协会"也在东京成立。

设立柏林日本研究所时，星一恰好身陷"星制药事件"的旋涡深处。资金贫乏的星一甚至以自己的住宅为抵押，为的是在1926年柏林日本研究所启动之前付上最后那部分赞助金。还有件事或许很少有人提及：星一曾在同乡野口英世凯旋之际向他赠送了5 000日元[1]。可见星一不仅是个企业的经营者，还是个大力支持各种文化的社会活动家。

各种抗病疗法的黎明

北里柴三郎与破伤风菌的纯培养、破伤风及白喉免疫疗法

师从结核杆菌与霍乱弧菌发现者科赫的北里柴三郎成功地完成

1　根据日本银行公布的企业物价指数，野口英世1915年回国时的货币价值与2009年大约相差1 000倍，因此当时的5 000日元约等于2009年的50万日元。——译者注

了破伤风菌的纯培养。这种菌存在于土壤中，它从污染的伤口入侵人体，会导致人体组织深度坏死。它所携带的神经毒素（破伤风毒素，一种分子量约为15万的蛋白质）会从神经与肌肉结合点进入神经末梢，通过轴突缓慢地（每天75毫米左右）向脊髓移动，经过数日至数周到达脊髓并表现出毒性。因此，感染破伤风之后到出现神经障碍需要一定的时间。

北里柴三郎还与贝林（1854—1917）一起进行了白喉的研究。白喉是人体感染白喉菌后，主要入侵呼吸器官黏膜的急性传染病。这种菌产生的外毒素会引发心力衰竭、肾衰竭、神经障碍等症状，全身状态恶化以后一到两周之内就可能死亡，并且据说感染后死亡率高达40%。

北里柴三郎和贝林开发出了一种白喉治疗法（血清疗法）：他们往马的体内持续少量注入白喉毒素使其免疫，然后从其血液中精制出血清，制成抗毒素血清。北里柴三郎与贝林在1890年共同发表了该项研究成果，这令他们得到第一届诺贝尔生理学或医学奖的提名。但不可思议的是，获奖的只有贝林一人。实际上，白喉血清疗法是从北里的破伤风免疫疗法发展来的，也就是说这种疗法的创始人应该是北里。因此，将北里从诺贝尔生理学或医学奖得主名单中剔除实在无法令人信服。不过，贝林在领奖时倒也提到了这项功绩应该属于北里。

埃尔利希与化学疗法

随着细菌学的发展，科学家开始进一步思考感染症的预防与疗法。除了师从科赫的北里柴三郎等人开发的白喉抗毒素这类免疫学疗法，还有积极应用带有选择毒性的化学物质进行治疗的方法。该类物质对人体毒性较小，但对病原微生物却是剧毒。这种方法叫作"化学疗法"，使用的药剂叫作化学治疗剂，它还有个别名叫"魔法子弹"。化学治疗剂这一概念后来促成人们发现了抗生素。

化学疗法是科赫的弟子埃尔利希发展起来的。1904年，他发现了对昏睡症病原体，即血液寄生性原虫——锥虫带有选择毒性的锥虫红。1910年，他又发现了梅毒治疗剂砷凡纳明。北里柴三郎的弟子志贺洁与秦佐八郎师从埃尔利希时，他们分别参与了前后两种药剂的研究，并取得了成果。

人类发现抗生素后，化学疗法更是取得了飞跃性的进步，并一直延续至今。人类终于成功地摆脱了结核、梅毒等疾病带来的巨大威胁。科学的发展也让人们认识到，传染病或中毒并非神佛作法，而是可以用科学方法证明的。至少对传染病来说，明确了病原菌的存在，即是做出了科学性的解释。不过，关于毒的科学解释则需要进一步等待近代有机化学的发展了。

铃木梅太郎与维生素B$_1$

有毒成分进入体内会造成恶劣的影响。与之相对，这一时期的科学家发现，缺乏某些化合物时也将对人体健康造成危害。其一是前述的激素，还有就是本节要提到的维生素。激素和维生素都是人体所需的微量元素，但它们的不同之处在于，肾上腺素之类的激素是在体内合成的，维生素则必须从外部摄取。而激素也好维生素也罢，最早都是明治时代的日本人发现的。

最早被发现的维生素是现在被称为维生素B$_1$的化合物，它是铃木梅太郎（1874—1943）在1910年（明治四十三年）发现的。

缺乏维生素B$_1$会导致脚气。这一在现今已是常识的事实，当年并不为人所知。人们认为脚气会引起脚气冲心（伴随脚气的急性心脏衰竭）导致死亡，是种十分可怕的疾病。当时陆军军医曾推断引发脚气的原因是未知的脚气菌。如前所述，北里柴三郎对此持有完全相反的论点。他从自己的细菌学研究立场出发，很早就意识到这种病并非来自病原菌，但也久久找不到其真正的原因。

1910年，东京大学农科大学教授铃木梅太郎在东京化学会（现为日本化学会）进行了学术发言，他表示从米糠与米胚芽中提取出了能有效治疗脚气的物质，为了取对抗脚气之意，他将其命名为抗脚气酸。翌年他还发表了这项研究的论文（U. Suzuki，T. Shimamura，*J. Tokyo Chem. Soc.*，32，4，1911）。后来人们了解到这种化合物带有碱性成分，便以稻的学名 *Oryza sativa* 为基础改名为 Oryzanin，即谷维素。铃木梅太郎的这项研究成果使其成为关于维生素研究的世界先驱。

然而，当时持"脚气菌说"的是以森林太郎军医总监为首的医学界权威，甚至有种风潮表示"铃木是农学者，又不是医学者"，因此对他提出的关于人类疾病的报告充耳不闻，完全无视了这项卓越的功绩。

而在伦敦的李斯特研究所中，冯克（1884—1967）的团队也从米糠中提取出了与鸟类白米病具有相同活性的物质。并且，由于它呈碱性，是生命不可或缺（vital）的胺（amine），因此冯克将它命名为维生素（vitamine，后改为 vitamine B₁），并发表在学术杂志上（C. Funk，*Brit. Med.* J.，Ⅱ，787，1912）。

尽管铃木梅太郎发表的论文明显早于冯克，但因为这项成果没能获得日本国内狭隘的医学者们的支持，现在国际上只留下了冯克的功劳与维生素B₁这个命名。

还有一件事也鲜为人知。1936年（昭和十一年）世界上最早正确提出维生素 B₁ 化学结构的也是日本人，他们是当时在大连医院（满铁大连医院）工作的牧野坚（1907—1990）团队（K. Makino，T. Imai，*Hoppe-Seiler's Z. Physiol. Chem.*，239，Ⅰ，1936）。

胰岛素的发现

曾经，糖尿病是具有严重并发症的绝症。而胰岛素被发现之后，人类终于得以从这种状况中解脱了出来，糖尿病成为一种可控的慢性疾病。

胰岛素的发现始于 1920 年 10 月班廷（1891—1941）的突发奇想。1916 年毕业于多伦多大学医学专业的他是一名不起眼的执业医生。班廷曾与多伦多大学碳水化合物代谢的权威麦克劳德教授（1876—1935）谈过他的想法，但并没有得到认同。在他的软磨硬泡之下，1921 年夏季，趁着教授去苏格兰度假两个月的间隙，他获得了使用实验室、实验助手与 10 只实验犬的机会。此时，贝斯特（1899—1978）通过掷硬币的方式成为他的助手。

在短短的实验期间，他们从胰脏中发现了某种能降低糖尿病实验犬血糖的活性物质，之后麦克劳德将这种化合物命名为胰岛素。

约定的两个月过去了，这项研究出现了些许眉目，在班廷的要求下，麦克劳德教授与生化学者克里普（1892—1965）也加入了进来。生化学者克里普的参与，令他们成功地获得了纯度更高的胰岛素。克里普还发现胰岛素能令肝脏产生糖原。不知不觉间，这项研究变为以麦克劳德为主导，生化学者克里普为带头人的状态，而班廷与贝斯特则被当成了他们的助手。因此，班廷与贝斯特和他们决裂了，遭到班廷暴力对待的克里普拂袖而去。1923 年美国的礼来公司实现了胰岛素的商品化。

也是在 1923 年，这项成果获得了诺贝尔生理学或医学奖，也是加拿大人首次获奖。获奖者是班廷与麦克劳德。听说麦克劳德也是获奖者之一，班廷感到极度气愤，他认为贝斯特才应该是获奖的那位，于是宣布将把一半奖金分给贝斯特。面对班廷的言行，麦克劳德两周后也表示会把奖金分一半给克里普。

之后，班廷获得了议会发放的终身养老金，并管理着数量极少的胰岛素，掌握了极大的权力。他对麦克劳德的敌意日益蔓延，开始对其进行各种侮辱谩骂。麦克劳德承受不了来自多方的批判，被迫在1928年辞去多伦多大学的职务，回到英国在母校阿伯丁大学担任教授。后来，麦克劳德除了进行小肠的糖吸收等研究，他执笔的医学教科书也获得了不错的反响。对于多伦多发生的事他三缄其口，这种温厚的人格受到了学生与同事的一致好评。

另一方面，多伦多大学校内设立了班廷－贝斯特研究所，但这次班廷对贝斯特与自己平起平坐一事又感到不快，这个研究所后来也没能做出多大名堂。1941年班廷作为军医赶赴战地途中，死于飞机失事。

在这场事故发生的5天前，1941年2月班廷与克里普在蒙特利尔的酒店里会面达成了和解，他对克里普说："发现胰岛素的功劳有80%应该归于你，10%是贝斯特，剩下的10%才是麦克劳德和我的。"

贝斯特后来接替麦克劳德成了多伦多大学的教授。但等来的命运是，他的名声每时每刻都得跟班廷捆绑在一起。班廷警惕着贝斯特的抬头，贝斯特对无知又粗暴的班廷也毫无敬意。这种紧张的关系在班廷死后得到了消解，那之后贝斯特参与的肝素分离等研究获得了较好的评价，晚年的他也终于过上了安稳的研究生活。

也有后人说麦克劳德是通过发现胰岛素侥幸捞到个诺贝尔奖。但纵观研究的进行过程，没有麦克劳德，做出重要贡献的生化学者克里普也不会加入研究团队，礼来公司或许也无法这么早实现胰岛素的商品化。然而，若是没有麦克劳德将胰岛素从提取、精制到临床试验这一整个研究体制进行科学的统筹安排，这项研究更是从一开始就整合不起来。

抗生素的发现与再发现

1929年，英国的弗莱明（1881—1955）在学术杂志上发表了发现青霉素的论文（*Brit. J. Exp. Path.*，10，226，1929）。报告形式虽然很朴实，但内容却十分充实。这篇论文论述了培养皿中的青霉菌带有可明显抑制葡萄球菌增殖的物质，他将这种活性成分命名为青霉素。除此以外，他还比较了青霉菌与各种菌类和霉菌的效力，现在被称为抗菌谱。

20世纪30年代末期，弗洛里（1898—1968）与钱恩（1906—1979）发现了这篇论文，这就是抗生素的再发现。这种来自青霉菌的青霉素对战争中士兵的伤口化脓有着显著的抑制作用，还拯救了许多肺炎与败血症患者的生命。1945年弗洛里、钱恩与弗莱明一起获得了诺贝尔生理学或医学奖。

然而，青霉素对结核菌并没有效果。直到1943年，人们才发现对结核菌起效的4-氨基水杨酸（PAS）。之后，1952年人们发现了异烟肼（INH），而最早对结核菌起效的抗生素还属来自放线菌的链霉素。1944年瓦克斯曼（1888—1973）发表报告称发现了链霉素，并于1952年凭借此发现获得了诺贝尔生理学或医学奖。而近年从腐生菌中发现的抗生素大部分也都是来自栖息在土壤中的放线菌。

一种化合物要成为医药品，必须具备充足的数量用以供给有需求的患者。青霉素在成为量产医药品之前也曾引发过悲剧。以前有这样一个事例：医生给败血症患者使用精制的青霉素后，他的病情出现了显著好转，但青霉素的生产跟不上治愈患者所需的使用量，结果患者不幸死亡。

在日本，青霉素一词在战争中是禁止使用的敌国语，于是人们给它冠上“碧素”这个本地化名称以推进研究。并且青霉素的研究是以《医疗总述》——这部据说通过潜水艇秘密带来的论文集（M. Kiese，*Klinische Wochenschrift*，22，August 7，1943）为基础而进行的。参加碧素研究的抗生素研究者之中，有后来发现卡那霉素和博来霉素的梅泽滨夫（1914—1986）等人。

第
5
章

现代的毒与药

现代科学的发展在毒与药这方面体现得尤为显著，我们一直享受着它们带来的恩惠。但从另一方面来说，时至现代，科学发展带来了种种新的负面问题，也是不争的事实。

有机化学、微生物学、抗生素学的发展，基因工程的兴起与其发展，给那些过去人类完全无计可施的疾病带来了治疗的方法。近代到现代的过渡期出现的抗生素，就是将从未被纳入医药品对象的微生物代谢产物应用于医药的代表，通过这项发现，人类获得了用药物来对付肺炎和结核的方法。

不过讽刺的是，抗生素虽容易获得，但大量使用会导致耐药菌的出现从而产生新的事态。在前一章的开头我们也曾论述过，细菌学和有机化学曾将人类从对疾病的恐惧中解放出来，但后来却导致了利用细菌进行恐怖袭击或开发生化武器等意料之外的问题。艾滋病、埃博拉出血热、新型流感、疯牛病等则是现代才出现的新型疾病。对血友病患者来说是福音的血液制剂，却因混入了 HIV 病毒而使血友病患者也感染上艾滋病症，产生了新的药害。可以说，这是过去完全想不到的疾病传播方式。

现代，国际交流进一步深入，电话自不必说，网络能让信息在一瞬间传遍全球。发达的航空事业与信息一起加快了物流与人们流动的速度，病原菌与毒物也会在一眨眼之间扩散到全世界。因此在现代，以地域来论述毒与药的相关事物明显已经失去了意义。

在现代，多数化学合成的医药品一开始就是以医疗应用为目的而生产出来的。说来有些玄妙，这些医药品的登场让人类产生了一种"药，生而为药"的错觉。因为与机缘巧合或反复试错而得到的药物不同，它们从一开始就是被当作药物生产出来的。现代社会应用于医疗的药物中，化学合成药品占据了大多数。人们或许还没有充分认识到，这些出生前就带着人类期待的化合物（医药品）也许会带有毒性，或因使用不当而成为毒药。然而，这种意识是要时刻放在心上的。

当我们环顾现代日本的毒与药时，还有一点希望引起大家重视的就是医疗制度。比起海外发达国家，日本在这个基本点上落后了一大截。古代日本的医疗来自中国，一直应用到江户时代，之后虽有改良，不过江户时代中采取的是汉方与兰方，即与荷兰医学并行的制度。然而，明治政府引进德国医学后，原本是主流的汉方医学突然遭到了废除。加上第二次世界大战后，现代科学的主导者从欧洲变为了美国，日本医学也倒向了美国医学。不过，西方医学也有解决不了的病状，由此，近年来汉方又再度受到了重视。

综上所述，日本的医疗是见风使舵、断断续续、东一榔头西一棒子地对国外事物的扬弃。也就是说，日本医疗并没有实现自成一体的综合发展。因此，经常会出现水土不服的局面。比如，日本对在西方医学的学问或技术层面的引进是成功的，毫无疑问日本的医学与药学已处于世界领先水平。但是日本对医疗系统的引进却是失败的，例如我们之前已经论述过，在汉方的长期影响下，日本没有一套有效的医药分业制度，药物由医师进行交付与投给，以致人们至今都还未摆脱用药礼来给医师支付报酬的观念。

抗生素的再发现与发展

青霉素的再发现与放线菌属的抗生素

1928年弗莱明发现了青霉素，钱恩与弗洛里则对它进行了再发现。

青霉素等抗生素对肺炎和金黄色葡萄球菌的感染症具有显著疗效，但对结核却无效。最早对结核表现出效果的抗生素是链霉素，那时是1944年。瓦克斯曼团队发现的链霉素并非来自霉菌，而是来自放线菌。从那以后，人们从各种放线菌的培养物中发现了众多抗生素，现在新发现的抗生素的主流就是来自放线菌。

日本人从战前开始就深受各种感染症的困扰，医师们全都依赖不断出现的抗生素来医治病患。在成功开发出头孢系抗生素的触发下，从20世纪70年代开始到20世纪80年代中期，日本医药品中抗生素的生产量位居世界第一，掀起了一股抗生素热潮，日本甚至获得了抗生素大国的称号。

抗生素的发现可以说从根本上改变了医药品的历史。它的登场将人类从以结核为首的种种病魔手中拯救了出来。然而，为祛除人类疾病立下汗马功劳的抗生素也带来了新的问题，尤其是 MRSA 和 VRE 这类对抗生素带有抵抗性的菌类。前者是医院感染中最易导致问题的耐药菌之一——金黄色葡萄球菌，科学家曾通过改造青霉素 G 这种天然青霉素的部分化学结构从而获得了强力抗生素甲氧西林，但对金黄色葡萄球菌束手无策，因为金黄色葡萄球菌是会令万古霉素都失效的肠球菌。

金黄色葡萄球菌是人体内的一种常在菌，但它会分化成多种类型，在这一过程中会产生各种毒素，从而引起中毒性休克综合征。发病后，血压会明显下降引起血液循环不全。1980年，美国市售的女性生理用品（棉条）遭到该菌污染，导致36名女性死于休克。

肠球菌一般来说病原性较弱，是人体肠道内的常在菌。但是，如果在骨髓移植或器官移植中使用免疫抑制剂，或是癌症患者使用抗癌药，就有可能会发生感染。同时使用氨苄青霉素和氨基酸配糖体能有效杀灭肠球菌，可在它们不奏效时，最后能用的杀手锏就是万古霉素了。因此，如果万古霉素都举手投降，说明问题已十分严重。1986年，法国与英国几乎同时发现了令万古霉素失效的肠球菌感染患者。

不抗菌的抗生素

瓦克斯曼曾在1949年对抗生素下过这样的定义："它是由微生物生产出来，用于阻止其他微生物生长或杀灭其他微生物的化合物"（S. A. Waksman, *Science*, 110, 27, 1949），不过现在微生物产生的生物活性成分（抗生素）已经广泛地应用到了多种领域，很多甚至是完全不显示抗菌作用的"抗生素"。

抗癌性抗生素也带有抗菌活性，但它的活性并不是用来抗菌，而是用来对抗癌细胞。比如，梅泽滨夫的团队发现了一种叫博来霉素的抗生素。发现丝裂霉素 C 的是北里研究所的秦藤树（1908—2004）团队。秦藤树是师从埃尔利希、发现砷凡纳明的秦佐八郎的上门女婿，之后他担任了北里研究所所长。而北里研究所原所长大村智（现为学校法人北里研究所名誉理事长，1935—　）团队与默克公司发现的阿维菌素及其相关化合物不仅是犬类丝虫病的特效药，还对非洲大陆的蟠尾丝虫病（河川盲目症）表现出显著的疗效。

除此之外，科学家们相继发现并开发出了具有多种目的的抗生素，比如，以免疫抑制为目的的他克莫司（FK-506）、带有胆固醇合成的他汀等。

控制精神的毒与药

可卡因、冰毒、大麻

前一章我们已经提到，在日本药学的黎明期，科学家发现了治疗哮喘的特效药麻黄碱，在研究这种生物碱的化学结构时，经过化学反应生产出了冰毒（非洛芷）。包括冰毒在内的这些毒品很多都是人类对天然生物碱的化学结构做出些许改动后生产出来的。比如海洛因和LSD（Lyserg Säure Diethylamid），它们分别是对吗啡与麦角生物碱进行化学改性之后得来的化合物。没有近代有机化学，就不会出现这些精神物质。

走进现代，冰毒和与之类似的安非他命（苯丙胺）完全依靠人工合成制得，而与冰毒带有类似化学结构的"亚当""伊布""拉布"等被称为新型毒品的化合物也在大批量非法生产。网上还有不法分子销售含有裸盖菇素或脱磷酸裸盖菇素这类具有神经致幻作用的毒品，美其名曰"魔法蘑菇"。随着时代发展，新的问题层出不穷。想提请大家注意的是，这类精神药物与脑内神经递质——肾上腺素、多巴胺、血清素、γ-氨基丁酸（GABA）等一部分的分子构造十分类似。

可卡因是从古柯树叶中分离出的生物碱。在南美玻利维亚等地，现在仍合法种植着古柯树，也可以买卖古柯叶（见图5.1）。当地人至今都认为古柯叶泡的茶对高原反应疗效甚佳，因此很重视这种植物。照片中玻利维亚矿山劳动者手中拿着的就是古柯叶（照片提供者：旅居玻利维亚的小森羽后）。碟子里的棒状物叫莱西亚，是用植物的灰加水调和后凝固而成的，食用时与古柯叶一起放在嘴里咀嚼。另外，卷纸香烟看上去与古柯的摄取没有什么关系，但照片表明，此时它是和古柯叶一起出售的。

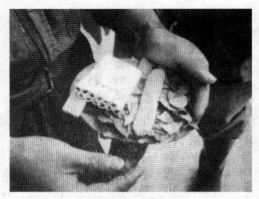

图5.1 古柯叶与莱西亚

资料来源：小森羽后提供。

柯南道尔（1859—1930）笔下的大侦探夏洛特·福尔摩斯曾经服用过可卡因。据说著名的精神分析家弗洛伊德（1856—1939）曾致力于将可卡因应用于治疗吗啡成瘾，这项失败的研究令他走上了精神分析的道路。可口可乐在上市之初就是因为加入了古柯叶而得名，不过现在产品中已经不再使用这种原料。可见，古柯离人类的生活其实非常近。但是，在现代发达国家中，却出现了因大量服用精制可卡因毒品而导致中毒的大问题。另一方面，除了精神方面的作用，人们发现可卡因也可作为局部麻醉剂。并且，科学家还对可卡因的化学结构进行改造，制造出了局部麻醉剂普鲁卡因和利多卡因，它们常被应用于牙科领域。

第2章中我们已经阐述了麦角生物碱与圣安东尼之火的关系，以及产婆利用麦角对子宫的收缩作用进行助产的事例。在那之后，科学家将麦角生物碱中促进子宫收缩的成分——麦角毒碱等物质分离出来，山德士公司的A.霍夫曼（1906—2008）团队对麦角生物碱共通的基本结构——麦角酸的化学诱导体进行了研究。这个过程中产生的就是LSD。

1970年日本将 LSD 列为毒品。在那之前，从民俗学角度对毒物进行研究的石川元助（1913—1981）曾将自己服用 LSD 后的经历记录下来，这是一份相当珍贵的资料（石川元助《毒药》207页）。书中说，他发现那家熟悉的咖啡馆的格子天花板带上了颜色，歪歪斜斜的，咖啡勺突然成了一只巨大的蝴蝶幼虫，还感到自己只剩下了一条手臂，待恢复正常已是8小时以后了。

同样会令人产生幻觉的生物碱还有麦司卡林。这种物质的日本名字叫乌羽玉，是从一种生于墨西哥至美国南部的一种仙人掌中提炼出来的。

前一章我们曾提到，美国科学家曾合成出一种苯丙胺，它的分子里不带 N-甲基。1941年，甲基苯丙胺和苯丙胺分别以非洛芃和赛多林这样的商品名进入日本市场。非洛芃的词源是希腊语 philoponos，意思是"热爱工作"。之后这些化合物的有害性得到了证明，1951年日本制定的《觉醒剂[1]取缔法》中对它们进行了规制。

人体内存在的肾上腺素或去甲肾上腺素对交感神经和中枢神经都有兴奋作用，但它们无法通过血脑屏障。因此，口服或静脉注射都不会对中枢神经产生兴奋作用。与之相对的是，苯丙胺或甲基苯丙胺则能轻易地通过血脑屏障，而且不仅是大脑皮质，它们还会对脑干产生作用。

第二次世界大战后，甲基苯丙胺毒品成瘾成了一种社会现象，非洛芃或其别名沙布因此变得臭名昭著。不知是不是出于这个原因，现在的吸食者多用 S、Speed 或者冰这种看似很轻快的名字来称呼它们。冰毒不仅能用注射方式吸食，还能口服，这也是让人降低警戒心的原因之一。日本的冰毒类毒品滥用高峰出现在1954年，当时因冰毒而犯

1　日本称苯丙胺类毒品为觉醒剂。——译者注

罪的人员达56 000多人。之后这个数字急速降低，在1970年左右降到谷底，之后又急速上升，在1983年左右达到第二次高峰，被检举者将近25 000人。随后这个数字呈现缓慢增减，到20世纪末的1998年，被检举者人数为17 084。

综观全球的非法滥用各种精神药物，日本人对苯丙胺类毒品，尤其是甲基苯丙胺的使用量巨大，这是个非常显著的特征。苯丙胺类毒品的害处不仅体现在引发的心理依赖上，还体现在使人出现剧烈的生理依赖和戒断症状。并且，即便能够戒断，5年或10年后患者仍会突然产生幻觉或幻听，医学上称为致幻剂持续性知觉障碍。现今还没有药物可以去除这种依赖性与戒断症状。在欧洲，冰毒因为价格便宜，也被称为"穷人的可卡因"，以年轻人为中心的药物滥用也导致了一系列社会性问题。

其实，21世纪的日本据说正经历着战后第三次苯丙胺类毒品滥用期。目前甚至出现了"亚当"（3'，4'-亚甲二氧甲基苯丙胺）、"伊布"（3'，4'-）、"拉布"（3'，4'-亚甲二氧基苯丙胺）这类带着软性名称的苯丙胺类毒品。它们又被称为软性毒品，是对苯丙胺类毒品的部分化学结构进行改造后获得的化合物。不论名字听上去有多动听，其本质就是冰毒类毒品的同伙，从化学结构上看便能一目了然。

大麻的主要成分是四氢大麻酚（THC）。至此，本章提到的精神作用化合物都是生物碱，它们是分子内含氮元素的化合物，但THC却是例外，它不含氮元素。麻醉药，本来指的是具有麻醉作用的药物。麻醉即是用麻来让对象陷入醉的状态。因此，大麻本属于麻醉药，但日本法律却把大麻从麻醉药里剔除了。也就是说，它不是《麻药[1]及精神药取缔法》的规制对象，取而代之的是用《大麻取缔法》来对它进行规制。

1　麻醉药在日本称为麻药。——译者注

其实，大麻原本应当被归入麻醉药，但大麻也是获取麻纤维的必需品，把它和其他麻醉药用同一种标准进行规制会产生诸多不便。因此，1948年政府公布了《大麻取缔法》，将大麻从麻醉药中分离出来单独进行管制。大麻是雌雄异株，雌花树脂中的 THC 含量极高，这是吸食者们十分中意的哈希什[1]，而干燥的大麻叶则叫作麻里法那[2]。大麻与吗啡、海洛因、LSD、可卡因以及觉醒剂一起，引发了各种各样的社会问题。

苯环己哌啶与氯胺酮

之前我们提到的控制精神类物质都是天然化合物或在天然化合物上稍做改动形成的。与之相对，苯环己哌啶和氯胺酮这类与天然化合物构造相去甚远的精神类物质也是广为人知的。

苯环己哌啶［1-（1-phenylcyclohexyl）-piperidine，PCP］是20世纪50年代开发出来的静脉注射型麻醉剂。因为它的副作用，现在已经不用在人类身上，兽医学领域则还在使用。然而，这种化合物合成起来相对容易，而且带有致幻作用，因此遭到不法分子的滥制并流入了市场。据说它现在是美国危害最大的药物之一。PCP 的作用表现在很多方面，比如令人性情残暴或出现自杀倾向，长期使用会令人丧失记忆、摧毁人的语言和思维系统、性格变得阴郁。它不会给人带来舒适的感觉，体验过一次之后就不会想尝试第二次。

另一种名为氯胺酮的药物是在20世纪60年代开发出来替代 PCP的麻醉剂。然而，人们不久就发现它也带有致幻作用并具有瘾性。当初这种化合物曾用于治疗越南战争（1960—1975）中负伤的美国士

1　大麻树脂的英文为：hashish，音同哈希什，因而街头称大麻树脂为哈希什。——译者注
2　大麻的英文为：marijuana，音同麻里法那，因而街头称大麻叶为麻里法那。——译者注

兵，但由于它会让人产生濒死体验这种不愉快的幻觉，所以往往会遭到患者的厌恶。不过直到现在，在患者病史不明了的情况下，例如因交通事故受伤需要麻醉的人，首选的麻醉剂还是氯胺酮。

在日本，这些药物都受到《麻药及精神药取缔法》的管制。

科学发展和毒与药

天然产物化学的发展与药效成分、有毒成分的揭示

近年来，越来越多天然毒与药的本质问题得以快速被揭示，这背后离不开天然有机化合物纯粹分离技术的不断进步，以及确定分离化合物化学结构的仪器分析法和连接分析仪器的计算机的迅猛发展。

以往，要确定有机化合物的化学结构，先要分析元素确定分子式，再通过各种分解反应或利用化学反应的方法进行分析。这种做法要求结晶大量的目的化合物或其化学衍生物。不过，从20世纪50年代起，人们逐渐开始引进紫外吸收光谱法（UV）或红外吸收光谱法（IR）等仪器分析法来确定有机化合物的化学结构，这一做法打破了传统。到了20世纪60年代，用核磁共振光谱法（NMR）和质谱分析法（MS）确定化学结构的做法开始普及，进一步加快了对天然有机化合物化学结构的研究速度。

1909年（明治四十二年）田原良纯曾提取到了河豚毒素（TTX），1964年在京都召开的国际天然产物化学会议中，两个日本团队与一个美国团队同时提出了该毒素正确的化学结构，标志了仪器分析法的进步。TTX属于非常复杂的笼形化学结构，20世纪60年代，人们还解读出了比TTX更复杂的乌头毒素——乌头碱的化学结构。TTX与乌头碱都属于生物碱。

第2章中我们曾提到，1992年人们在新几内亚发现了有毒的鸟。

当时科学家从它的羽毛、肌肉和皮肤等部位中检测出了极微量的有毒成分，通过 MS 等方法进行详细分析后人们发现，那是过去曾被分离出来的南美箭毒蛙的有毒成分之一——蟾毒素（南美箭毒蛙的主要有毒成分为箭毒蛙碱），也是一种生物碱。

1996年科学家在调查正仓院药物时，原本不知真身为何物的生药冶葛在 NMR 的分析下终于揭开了神秘面纱，关于此方面的内容，我们在第1章中就有所提及。

天然产物化学研究的发展是十分令人震惊的。比如，海产生物毒——岩沙海葵毒素是一种类似蛋白质或核酸一样不含重复构造的化合物，有着巨大的分子量（2 680.18），而人类不仅分析出了它的化学结构，还完成了对它的全合成。

从前一章所述的《化学文摘》收录的化合物数增长趋势来看，近年登记的新增有机化合物数量只能用"飙升"来形容。1980年的化合物总数为500万种，1990年左右为1 000万种，到了2000年已经达到2 000万种，而现在，一周就要新增约3万种化合物（包括化学合成与天然产物）。

隶属合成有机高分子化合物的毒与药

我们之前曾经提到，阿司匹林、海洛因、苯丙胺类毒品、LSD 等都是对天然产物稍加改动而获得的更为有用或活性更高的物质。

1828年维勒在实验室里用无机物合成出尿素，证明没有生物的介入也能制造出有机化合物，毫不夸张地说，这项发现彻底改变了人类的生活。这种合成有机化合物除了尿素这样的低分子有机化合物，还有高分子有机化合物。

第二次世界大战后，高分子合成化学的发展突飞猛进。由此，我们获得了许多非常方便又无可替代的材料，如尼龙、人造丝、PET（聚对苯二甲酸乙二酯）、PVC（聚氯乙烯）、聚乙烯、聚苯乙烯、聚丙烯等。但从另一方面来说，对使用过的材料进行处理也带来了新的问题。比如，常用于雨水管或排水管的高耐久性合成有机高分子化合物 PVC，在进行低温焚烧时就会产生毒性极强的二噁英类物质。

合成有机化学物质的功与过

类似农药这种小分子合成有机化学物质在驱除害虫或杂草时发挥着巨大的作用。现代人已无法想象如何在没有杀虫剂、抗菌剂、除草剂等农药的情况下发展大规模农业。然而，它们并非百利而无一害。农药在给人类带来巨大福音的同时，也带来了严重的祸害。蕾切尔·卡森在20世纪60年代发行的《寂静的春天》（*Silent Spring*，旧题名为《生与死的妙药》）就显露出了这一问题的端倪。

越南战争中，为了不让游击队在丛林中建造藏身之处，同时切断他们的食物补给源，美军从空中播撒了大量除草剂，他们称其为"牧工行动"。这些除草剂里混入了制造过程中的副产物——二噁英类物质，它们具有强致癌性与致畸性，从而埋下了巨大的祸根。之后，越南出生的许多先天畸形儿童估计就是受此影响。

此外，农药研究与用于战争的神经毒气（化学武器）也有关联，纳粹德国是最早制造出神经毒气的国家。之后，它带动了前一章我们提到的沙林（1938年）、梭曼（1944年）和 VX（1952年）的开发。这些化合物与巴拉松、DDVP、马拉硫磷这类有机磷农药的化学结构十分相似。但与农药不同，化学武器的研发原本就是以加害人类为目的的，可以说，它们代表了化学（科学）所持的那部分阴暗面。

还有一些有机化合物本意并非加害人类，但从结果来说仍然做了坏事。比如，PCB（多氯联苯）这种常用于热介质和印刷的材料，它耐酸耐碱，不会被微生物分解，化学性质与生物学上都十分稳定，因而被大量合成生产。然而，它后来惹出了米糠油症事件，证明它是对人体有害的化合物。PCB 是一种包含多类化合物的混合物，其中就有被称为"共平面 PCB"的剧毒物质。

再比如，糖精、甘素、甜蜜素、阿斯巴甜这类人工甜味剂，人们在生活中发现甘素具有致癌作用，现已被停止使用。糖精也有类似嫌疑，不过目前仍在使用。

化学合成医药品中，有会导致胎儿畸形的沙利度胺或会引起 SMON[1] 的奎诺仿，这些将在后面的章节详述。

我们不仅要从一开始就杜绝制造那些以夺去人类生命为目的的化合物，也必须不断审视那些为人类谋幸福的物质。为此，我们不能一味地否定这个庞大的化学合成有机化合物群体，重要的是得充分认识它们。

从民间药、箭毒到近代药

随着天然产物化学的发展，世界各地将民间使用的毒与药开发成近代医药品的案例也多了起来。比如，德国有种自古以来用于对付毒蛇咬伤的民间药——夹竹桃科的印度蛇木，它含有的生物碱——蛇根碱就被分离了出来。蛇根碱具有降血压的作用，当初它也曾被用于降血压，现在主要用它来治疗精神分裂症，降血压不再是它的第一要务。

再来说说用于南美吹箭的箭毒，当地人称之为库拉雷，从中可以分离出生物碱——d- 筒箭毒碱（d-Tc）。d-Tc 具有松弛肌肉的作用，常应用于手术。现在的十烃季铵、琥珀胆碱和泮库溴铵都是参考 d-Tc 的化学结构合成出来的，作用也与其相同。琥珀胆碱还可用来对狗实施安乐死，也曾有罪犯利用它来杀人（大阪爱犬家连环失踪杀人案，

1　SMON：subacute myelo-optico neuropoathy 的缩写，别名亚急性脊髓神经症。——译者注

1994年）。泮库溴铵在美国用于执行药物注射死刑，它多与硫喷妥钠及氯化钾一起使用。

海人草属于松节藻科红藻类，也叫马库里，产于日本潮岬以南的温暖海域。这种生药自古以来都被当作驱蛔虫药，很长时间以来人们都不知道它的有效成分到底是什么。20世纪50年代，经过大阪药学专门学校（当时）竹本常松（1913—1989）团队的研究，分离出了海人草的主要活性成分红藻氨酸（L-α-kainic acid），也称海人藻酸。化学肥料的普及与卫生条件的改善使日本国民几乎不再需要驱蛔虫药，目前红藻氨酸成了神经系统研究中的重要药物。

还有一种植物名为长春花，原产于马达加斯加，在当地是治疗糖尿病的民间药。礼来公司的斯沃博达（1922—1994）团队着手对其研究时发现，它的生物碱成分是当时已知的 VLB（硫酸长春碱）加上VCR（长春新碱），VCR 对小儿白血病有着显著的疗效。

基因工程的兴起与发展

沃森（1928—）与克里克（1916—2004）提出的 DNA 双螺旋结构（J. D. Watson，F. H. C. Crick，*Nature*，171，737，1953）拉开了新时代的帷幕。

随着基因本质获得解读，基因工程对 DNA 和 RNA 进行操作的新学科领域就此诞生，并急速发展起来。除此之外，人们开始应用基因工程制造医药品。比如，班廷在1921年发现了可治疗糖尿病的胰岛素，它曾经是动物提取物，现在科学家将人体内跟生成胰岛素相关的基因与大肠杆菌的 DNA 重组，从而使大量制造人工胰岛素成为可能。

说起抗癌物质，过去它们多是横跨了化学合成剂、抗生素、植物成分等几种门类，而它们的作用机理其实很多都与 DNA 有关。癌细胞的增殖比正常细胞要快得多，因此那些对 DNA 起作用的化合物也会更多地在癌细胞上体现出效果。基因工程的发展不仅进一步明确了抗癌化学治疗剂的作用机理，也意味着基因本身可被用于治疗的时代已到来。

随着基因工程的进展，它作为一个重要的研究领域可以优先获得国家分配的研究经费。这样一来，从事该领域的研究者增多，竞争也变得更激烈。这种情况下，就出现了伪造论文的事件。

研究者通过种种实验获得新的知识与见解，以学术论文的形式发表出来，继而进一步推动科学的发展。这些论文由熟知该领域的审查员进行审查。审查通过后，新的知识将作为学术论文获得印刷与公开，成为人类共同的财富和深入推动学科发展的资料。

然而，目前出现一种倾向，即某些研究者会把这种本应成为人类共同财产的学术论文当作个人发迹或谋取研究资金的手段，因为研究者的升迁和研究资金的发放是和学术论文的发表挂钩的。如果这种制度本身能正常地运转，那倒是不存在问题。组织上理应给能切实做出成绩的研究者提供升职的机会，而为这样的研究者所属的团队提供必要的研究资金也是完全合理的。但另一方面，现在也存在一个无法否认的事实：获取研究资金本是为了推进研究而采取的手段，可一部分人却把它作为研究的目的。换句话说，以获得研究资金的多少来证明研究者的水平——这种思路本身就是扭曲的。

而伪造的学术论文如果侥幸钻了审查员的空子登上了学术杂志，就会从根本上动摇自然科学"以旧知累积新知"的根基，闹出大问题来。为了科学的未来，学术界要求研究者们能对这类事件引起足够多的深思与反省。

围绕药用植物的生化科技

一种植物能否被制成医药品，所需的条件是：假如它的有效成分相当清晰，就看能否以相对低廉的价格对这种成分进行大量合成，或能否以相对简单的步骤大量精制。来自芥子的吗啡和来自古柯树的可卡因就符合后者的条件。而假如有效成分不明，或有效成分的精制相当困难，那就要看看能否大量获取该植物的野生品，或能否方便地进行大量栽培。汉方中使用的许多生药就属于这种情况。

而药用植物紫草与药用人参则是少有的特例，不论是要大量合成或获取它们的有效成分，还是要大量获取其野生品，或是进行大量栽培都相当困难。

紫草的根（紫根）除了是烧伤妙药紫云膏的材料，也是用于口红制作的色素之一。第1章中我们已经提过，目前紫草在日本属于濒危物种，栽培难度也很大。研究发现，紫草色素的本质是紫草素这种化合物。于是，人们尝试将紫草的愈伤组织（组织培养中生长在培养基上的不定型、会增殖的细胞块）进行人工培养，并取得了成功，从而获得了大量的紫草素。人们给这种由培养出来的色素所制成的口红起名为"生物口红"，并将其投放进了市场。不过这种培养物无法代替紫根这种生药，因为目前尚未明确生药紫根的价值是不是仅仅存在于紫草素中。

而药用人参这种生药，人们虽然能对原料植物进行栽培，但它的难点在于，收获一次不仅要耗费6年，而且由于忌地现象[1]，栽培过一次的土地在之后很长一段时间里都无法再栽培药用人参。不过人们也已成功地实现了药用人参的大规模组织培养。这种培养物含有药用人参的主成分——人参皂苷类物质，不过它也尚未获得去代替药用人参的许可。所以，投放市场时它会以"含药用人参成分的"葡萄酒、健康饮料、化妆品原料等形式出现。

1　忌地现象：在一块田地上连续栽种同一种作物时出现的植物生长发育不良的现象。——译者注

新药诞生带来的光与影

现在是一个多种、多量的化学合成药层出不穷的时代。20世纪中叶，新药的开发和对药效进行正确的药理学讨论开始急剧加速。

抗生素就是一种梦幻般的新药，除此以外，通过化学合成，还诞生了精神安定剂、抗组胺药、免疫抑制剂、肌肉松弛剂等过去从未存在于世的新型药物。

口服避孕药的出现也可算得上一种梦幻新药的诞生。口服避孕药中使用的雌激素——甾体系化合物，可通过对薯蓣科的植物成分进行微生物转化或化学转化来获得。其转化过程在有"奇才化学家"之称的罗素·马克（1902—1995）的传记（内林政夫《口服避孕药之父》）中有详细的介绍。这种药主要由对天然雌激素加以若干变化后所得的物质制成，其中之一叫作炔雌醇。雌激素类物质的代谢产物最后随服用者的尿液排出体外，但据说这些化合物对环境的作用也是不容忽视的。另一方面，具有雌激素作用的非甾体化合物己烯雌酚（DES）曾经名噪一时，但后来人们发现它会带来巨大的副作用，由此让它从医药品的舞台上销声匿迹。后面我们会再提到关于这种化合物的药害。

花粉症的蔓延是过去人们从未想到过的一种现象。对于流鼻涕、鼻塞、眼充血等过敏症状，现代已有了抗组胺药来与之对抗。苯海拉明也是用于该目的的药物之一。它是在第二次世界大战后不久登场的。虽然服用带有苯海拉明的医药品会导致嗜睡，但科学家们顺其道而行之，把它用于改善睡眠。

还有一些医药品，科学家把它原有的副作用"变副为主"制成了新药。比如辉瑞公司的万艾可（伟哥）就是一个例子。这种医药品的一般名称叫枸橼酸西地那非，最初是开发来治疗心绞痛的。然而，开发过程中科学家们发现它具有令男性勃起的副作用，于是一款独特的新药诞生了。据说药物的名称Viagara是由精力（vigar）和尼亚加拉瀑布（Niagara）合成的。当然，这种医药品也有着不理想，甚至可以说危险的副作用。比如，它本是用来治疗心绞痛的，因此不能与心绞痛发作时使用的硝化甘油或亚硝酸异戊酯同时服用，否则会导致体内动脉过于扩张而使血压急剧下降，严重时可能危及生命。也就是说，人们原本寄予期望的主作用反倒成了副作用。

抗病毒药中有种叫达菲的医药品，人们期待它对新型流感也能起效。它是对植物成分莽草酸进行化学诱导制成的化合物，据说在 A 型或 B 型流感发病后的 48 小时内服用会有良好效果（对 C 型无效）。新型流感也被视为 A 型的一种，因此科学家也对它寄予厚望。然而，达菲被怀疑带有导致青少年举止异常的精神活性，从 2007 年 3 月开始，日本 20 岁以下青少年对该药物的使用便受到了控制。

20 世纪 80 年代初开始投入使用的环孢菌素（抗生素）等免疫抑制剂的出现推动了器官移植手术的进展。之后，科学家又发现了他克莫司（抗生素），这使得器官移植的前进步伐迈得更大了。

说到血友病患者，血液制剂本应是他们的福音。但是，非加热血液制剂导致的 HIV 感染与艾滋病的发病（药害艾滋）成了随之而来的问题。

前面我们举出的新药只是沧海一粟，它们各自有着不同的开发历程，同时带着光和影。人类以其睿智相继战胜了鼠疫、结核、麻风病、天花、霍乱、圣安东尼之火、脚气、维生素 C 缺乏病等疾病，并找到了对应的疗法。其中，鼠疫、结核、天花还是曾危及人类存亡的恶疾。进入现代，虽然人类做出了种种努力，但癌症、艾滋病、BSE、新型流感、SARS 之类棘手的新型疾病，以及对抗生素产生耐药性的结核菌、对抗癌性抗生素产生耐药性的癌细胞等问题仍是积羽沉舟。可以说，耐药菌（MRSA 或 VRE）的出现和血液制剂导致的 HIV 病毒感染都是医药科学的发达所附带的新问题。

今后，我们要如何将不断登场的新型疾病与新药进行对应呢？这个现状是对人类判断的一个严峻考验。

神经递质与受体的发现

早在1877年就有科学家推测，神经系统向器官传递兴奋时，神经末梢会释放出某种化学物质，它与受体结合从而传递兴奋。这个推断叫化学传递学说，确立于20世纪初，正好是高峰让吉成功分离肾上腺素的时候。到20世纪中叶左右，科学家们证明了乙酰胆碱、肾上腺素的相关物质——去甲肾上腺素等神经递质的存在及其作用。

人体内存在的神经递质除了前述的几种，还有称为"脑内吗啡"的内啡肽和脑啡肽（肽系化合物），甚至有人猜测，吗啡能和这类递质共同的受体进行结合。后来，科学家们又相继发现了多巴胺、血清素、GABA等脑内神经递质。

再说到组胺，这种人们已知的生物胺有 H_1 和 H_2 两种受体，其中 H_1 会引起过敏，而 H_2 则会促进胃酸分泌。因为 H_2 作用所导致的胃溃疡和十二指肠溃疡等消化性溃疡疾病令许多患者烦恼不已，夏目漱石（1867—1916）也是其中之一。除了外科手术，医学界一直以来都尝试用药物治疗消化性溃疡。比如服用制酸剂来中和胃酸，制酸剂包括碳酸氢钠、硅酸镁等。但是，服用后人们却发现它们反而促进了胃酸的分泌。

于是，英国的布莱克（1924—　　）团队开始探索和研究抗组胺 H_2 作用的药物。1964年，他们将组胺作为先导化合物（基础化合物），通过它合成出各种衍生物并研究它们的活性，终于在1976年成功地开发出了显示有目标活性的西咪替丁。这是首例成功通过构效关系开发出来的理论性医药品。自从西咪替丁应用于临床，大部分本来需要手术切除来治疗的胃溃疡和十二指肠溃疡仅用药物疗法就能应对。这个称得上梦幻新药的西咪替丁，让它的开发者布莱克获得了1988年的诺贝尔生理学或医学奖。

日本在1985年开发出了 H_2 受体拮抗药——法莫替丁。这类药物最早是处方药，须先得到医师的处方笺才可购买。而到了1998年，只要药剂师向患者说明药品信息，即可免去处方笺直接进行购买。

公害与药害，毒与药导致的犯罪

毒与药的将来

时至今日，人们可以通过化学合成从而获得各种各样的有机化合物。之前我们也提到，《化学文摘》上记载的来自动植物与微生物的天然化合物与人工合成的化合物总数已经超过了2 000万种。

这之中有为改善我们的生活品质立下赫赫战功的化合物，也有降低我们的生活品质甚至让我们的生命陷入危机的化合物，哪怕制造它们的初衷并非用于加害人类。比如，引起米糠油症事件的 PCB、有致癌作用的甜味剂甘素、导致胎儿畸形的沙利度胺、引起 SMON 的奎诺仿等。不过从另一方面来说，随着近代有机化学的发展，事实证明人们已经能对各种有机化合物的有害作用进行合理说明。

过去，提到毒物，不是天然存在的物质，就是和亚砷酸那样，对矿物（亚砷酸的情况下是硫砷铁矿）进行若干加工后获得的物质，别无其他。而近代有机化学的蓬勃发展给我们带来了前所未见的毒物。不论我们愿不愿意，现状就是我们身边围绕着多种多样的毒物，这是我们首先要正视的。其次，我们必须学会与它们和平共处。在此我们提供一张剧毒物质列表仅供参考（见表5.1）（船山信次《毒的科学》73页），从这张列表里我们可以发现，来自生物，尤其是来自微生物的剧毒物质比化学合成的毒物还要多。不仅如此，化合物中生物碱与肽这类含氮有机化合物（分子内含氮元素的有机化合物）的数量也很多。

表5.1　距今所知的剧毒物质

毒物名称	LD_{50}（μg/kg*）	由来
肉毒杆菌毒素[a]	0.000 3**	微生物
破伤风毒素[a]	0.002**	微生物
刺尾鱼毒素	0.05**	微生物
蓖麻毒素[a]	0.1	植物（蓖麻）
雪卡毒素	0.4**	微生物
岩沙海葵毒素	0.5	微生物
箭毒蛙碱[b]	2	动物（箭毒蛙）
蛤蚌毒素[b]	3	微生物
河豚毒素[b]	10	动物（河豚）/微生物
VX毒气	15	化学合成
二噁英	22	化学合成
d-筒箭毒碱[b]	30	植物（库拉雷）
海蛇毒素[a]	100	动物（海蛇）
乌头碱[b]	120	植物（乌头）
新斯的明[b]	160	化学合成
鹅膏蕈碱[a, b]	400	微生物（毒蘑菇）
沙林	420	化学合成
眼镜蛇毒[a]	500	动物（眼镜蛇）
毒扁豆碱[b]	640	植物（加拉巴尔豆）
番木鳖碱[b]	960	植物（马钱子）
氰酸钾	10 000	化学合成

注：*×10^{-3}mg/kg等于×10^{-6}g/kg。

**最小致死浓度。[a]肽、[b]生物碱。

　　此外，在人类发现抗生素以后，结核不再是不治之症，疫苗的普及也令人们对天花的恐惧成了过去式。然而即便在现代，有关抗生素带有耐性的病原菌和新型疾病的出现等问题仍是犹如山高。现代的"神农"（新药开发者）们在面对这些疾病时，究竟会展现出怎样的活跃身影，又会开发出什么样的新药呢？

公　害

一旦控制出现失误，化合物有时会亮出獠牙加害于人。日本过去曾经历过水俣病（甲基汞）、痛痛病（镉），还有米糠油（PCB，多氯联苯）事件等严重的公害问题。现在，诸如石棉、大量流入环境的那些会导致内分泌紊乱的化学物质（n- 壬基酚和双酚 A 等）的危害也受到了揭露。

水俣病是20世纪50年代中期开始在熊本县水俣市周边发生的中枢神经性疾患。这种病会引起视野狭窄、步行障碍、语言功能障碍，还会通过母婴传播令胎儿也出现严重症状，称为胎儿性水俣病。调查结果显示，日本氮肥公司化工厂排放的废水中含有汞，它在微生物作用下变成的甲基汞导致了这种疾病的出现。甲基汞通过食物链达到10万～1 000万倍的富集，致使在食物链顶端的人类体内产生中毒反应。1965年新潟县阿贺野川下游沿岸的工厂废水中含有的甲基汞同样引发了新潟水俣病。

而痛痛病是富山县神通川流域与群马县安中市出现的疾病。它的主要症状是骨骼软化与肾功能障碍，随着骨骼病变症状的恶化，患者会感到剧烈的疼痛，他们呼喊的"好痛好痛"便成了该病的名称。经调查人们认为，导致这种疾病的物质分别是神通川上游神冈矿山炼锌时的副产物镉（Cd），以及安中的精炼工厂等地排放出来的镉。在严重的痛痛病患者中，以闭经后的妇女（经产妇）居多，男性则较少，因此人们判断这种病与雌激素或怀孕等因素有关。

再说到 PCB，它曾经凭借非常优秀的物理化学特性被广泛应用于热介质、电气绝缘体、感压复写纸等领域，但后来人们发现它也是有毒物质。PCB 是类缘化合物的总称，其中2、2'、6、6'位不带氯元素的共平面（平面状）PCB 显示出很强的毒性。PCB 在环境中残留性高，环境中的 PCB 还可通过食物链富集，最终通过人体的摄入积蓄在全身的脂肪组织中。全世界都面临着PCB环境污染的问题，日本还在1968年因PCB混入米糠油引起过重大的中毒事件。

天然有机物中只有极少一部分的分子会带氯元素，但经化学合成的有机化合物中则有很多都带有氯元素。这与重要的化工原料——氢氧化钠的制造有关。人类将无穷无尽的海水中含有的氯化钠分解后获得钠，再大量制成工业用的氢氧化钠。当然，制造的同时就会产生大量的氯。一个积极的解决方案就是把它导入有机化合物的合成，在这过程中登场的化合物除了聚氯乙烯，还有 γ-BHC（γ-六氯环己烷）和PCB等。尽管它们确实很有用，但之后也会引起残留性、毒性、焚烧处理时产生二噁英等问题。

提到石棉（德语为 Asbest，英语为 Asbestos），一根石棉纤维的粗细仅为一根头发的五千分之一左右。它不但又细又轻，还有着优秀的耐久性、耐热性、隔音性、耐化学腐蚀、电绝缘性。20世纪70年代以后它与混凝土形成复合材料，以防火保温为目的大量地应用于大楼的建设。然而研究表明，长期吸入石棉粉尘会引起肺纤维化从而导致机能低下，患上一种名为石棉肺的尘肺疾病。现在科学家发现，它还会引起间皮瘤这种发生在胸膜上的癌症，这是个棘手的大问题。

距今为止，石棉曾造成四次大规模的社会问题。首先是1972年WHO指出石棉具有致癌性，引起了民众的恐慌。尔后，1986年ILO（国际劳工组织）采纳了《石棉公约》，引起了第二次恐慌。当时在中小学的墙壁与天花板上使用的石棉都成了众矢之的。之后一次让石棉的祸害成为话题是在1995年阪神大地震的时候，普通老百姓吸入了从震后倒塌的建筑物里飞散出来的石棉粉尘从而引发了问题。最近一次是在2005年，有消息公开称，某知名机械制造商的从业人员及其工厂周边的居民因患上石棉导致的间皮瘤而死亡。

经过对这些事件的调查取证，人们清晰地发现，石棉问题不再只是石棉相关工作者的职业病问题，而已逐步变为公害问题。由于间皮瘤的潜伏期长达三四十年，因此石棉导致的间皮瘤又称"安静的定时炸弹"。它的致癌机制是由其物理作用决定的，也可称其为一种无机性的延迟毒。最恐怖的是，装上这颗定时炸弹的普通老百姓完全无法判断是在何时何地吸入了石棉粉尘。因此，过去我们在理科教学中熟悉的石棉网由于使用了石棉，现在也都换成了陶瓷。

大气污染

以煤烟、恶臭等为代表的大气污染，虽然我们称之为公害，但都只是局部地区的问题。然而现在，氟隆气体导致的臭氧层破坏和二氧化碳（CO_2）的高浓度化引发的全球变暖问题，已成为整个地球的危机。

氟隆气体是碳氢化合物的氯氟置换体（以氟元素和氯元素置换而来的碳氢化合物）总称。事实上，氟隆（flon）是在日本的惯用名，正式的名称应是氯氟烃（CFC）。过去曾用过杜邦公司的商品名：氟利昂。

通常情况下氟隆不可燃，无毒无臭，化学性质稳定，无金属腐蚀性，因此多用于冷冻机的冷媒、压缩喷雾的喷射剂和灭火剂等。然而后来，人们发现它是破坏阻挡太阳紫外线的臭氧层（存在于平流层）的元凶，南极大陆上空其实已经出现了巨大的臭氧空洞。现在，氟隆11（$FCCl_3$）、氟隆12（F_2CCl_2）、氟隆113（$FCCl_2$-F_2CCl）等物质已被全面禁用。

说到引起全球变暖的温室气体，除了二氧化碳，还有湿地、水田、家畜等释放出的甲烷（CH_4）、使用氮肥时和工业活动中所释放出的一氧化二氮（N_2O），以及前述的氯氟烃气体。其中，二氧化碳是对全球变暖影响最大的温室气体。人类活动消耗了化石燃料，破坏了森林，使得地球上的二氧化碳浓度急剧上升。原本二氧化碳气体是可以被固定在地球上的，比如直径1米的杉树就可以固定数百吨二氧化碳。用这木头建造房屋，就能将二氧化碳继续固定下去。换句话说，用树龄1 000年的木头建造的房屋如果能存在1 000年，那么就能将相当数量的二氧化碳固定2 000年。

近年来，人们开始探讨使用以植物原料发酵而成的乙醇燃料。这样一来，固定在植物中的二氧化碳与排入大气的二氧化碳就能实现平衡。不过在这种情况下，乙醇的精制与搬运中产生的二氧化碳也必须列入考虑了。

这些会导致全球变暖或破坏臭氧层的化合物，对地球本身来说或许就是一种毒物。人类必须时刻在脑海中树立危机意识。假如不能从各个角度处理好人与毒物的关系，人类的生存将陷入危险的境地。

主要的药害事件

最早在日本出现的药害问题是发生在1956年的青霉素休克事件[1]，在这次事件中丧生的恰好是位名人才使得这个问题浮出了水面。

很遗憾，日本的药害事例相比海外的发达国家要来得更多。其中，沙利度胺导致的胎儿畸形、奎诺仿导致的 SMON，还有枢绮导致的死亡，都令人强烈地感到日本医药界对药品处理之粗糙。科学与化学的发展本该为人类带来幸福，最终却导致了背道而驰的结果。

己烯雌酚（DES）作为一种化学合成雌激素，其开发本身就体现出了光与影的辩证关系。DES 拥有比甾体剂更易合成的化学结构，一时间受到广泛关注，还被收进了日本药典。它曾被用来防止先兆性流产，但在孕妇服用该医药品后，科学家发现出生的孩子有很高的概率会带有阴道癌或生殖器官异常，因此1971年 DES 受到禁止，并被移出了日本药典。

---

1 青霉素休克事件：1956年5月15日，当时的日本法哲学界领头人物、东京大学法学部长尾高朝尾教授在治疗虫牙时接受了青霉素注射，5分钟后出现休克，2小时后死亡。——译者注

2002年，几种打着"汉方药"旗号的瘦身产品流入了市场，如"纤之素胶囊""御芝堂减肥胶囊""儿茶素减肥"等，服用者中有人出现了肝功能障碍。首先可以断言的是，从来没有哪一种汉方药是叫这些名字的。研究者对这些所谓的汉方药进行成分分析时检测出，它们全都带有3%高浓度的N-亚硝基氟苯丙胺（厚生劳动省医药局麻药对策课，2002年7月）。N-亚硝基氟苯丙胺是完全不含生药成分的化合物，这说明产品中很显然是加入了化学合成品，而且，其化学结构的基本骨架与苯丙胺类毒品是一致的。

还有一种减肥药"天天素"，又叫"天天素清脂胶囊"，2005年5月有患者疑似因服用该药而住院治疗甚至死亡。经检验，这些商品中含有西布曲明与马吲哚。在美国，西布曲明用于治疗肥胖症，但在日本它尚未获得医药认可，是一种与苯丙胺类毒品有着相同基本骨架的生物碱，而马吲哚则是日本的《麻药及精神药取缔法》中规制的对象。

让我们再来举一些近年的药害事例。2006年12月发生了这样一件事：为预防哮喘，家长让儿童服用茶碱后引发了急性脑炎，该儿童持续痉挛了约两个小时。茶碱是和咖啡因一样存在于绿茶与咖啡中的生物碱，具有和咖啡因类似的化学结构。早在1997年用茶碱进行动物实验时，就已有报告称它会引起痉挛。而实际上，在那之前人们也已知道服用茶碱的儿童会出现同样的症状。新潟市民医院的医师们曾在2003年10月的《日本小儿科学会志》上发表报告称，该院在1991年到2002年接收了54名服用茶碱后出现了严重痉挛或脑炎的孩子，其中2人死亡。此外，还有患者因使用抗癌药爱莱诺迪肯而死亡，这是一种经化学修饰的植物生物碱化合物。

日本的医疗界有这么一个特征：医师会频繁地给患者开出抗焦虑的精神药物，如依替唑仑等。2007年，由于东京都某诊所滥开精神药利他林，东京都与新宿保健所以其有违反医疗法嫌疑而介入调查。利他林有着苯丙胺类毒品的基本骨架，这从化学结构来看是一目了然的。实际上服用该药物会让人产生幻觉与妄想，而且有很强的依赖性。毫无节制地给患者投放这样的化合物，不难想象患者会变成怎样。原本利他林仅适用于发作性嗜睡病（睡眠障碍的一种）或一部分难治性、迁延性抑郁症，但该诊所的医师改了诊断名，不断地轻易把利他林开给患者。后来还是处理患者处方笺的调制药局向当地保健所咨询时，才暴露出了事态的严重性。

再来列举一个与疫苗有关的事例。1989年日本发生了预防麻疹（M）、腮腺炎（M）和风疹（R）的新三种混合疫苗（MMR疫苗）事故，于是在1993年这种疫苗就被停止使用了。因此，日本一度出现预防接种的空白期，在这代人成为大学生的2007年，麻疹在大学生中流行起来，导致大学相继停课。

运动与兴奋剂

运动最初的目的是通过游戏来锻炼身体，给人们带来健康的生活。英语中的 sport 本身就有享受和娱乐的意思。然而，一部分运动却是这样一个情况：为了站在全球顶尖行列，与其说是从游戏中寻找快乐，不如说是锻炼身体去挑战记录的极限，或是打败以同等条件锻炼身体的对手。因此，选手们会不断挑战体能极限，去争取更快更高更强，这样一来就可能陷入兴奋剂的圈套。

兴奋剂的词源来自非洲东南部原住民卡非尔族礼拜时使用的植物浓缩酒"dop"。英语中的"dope"除了指黏糊糊的物质、给赛马使用的兴奋剂以外，还有"发呆的人""有气无力的人"这样的意思。

说起用作兴奋剂的药剂，过去是苯丙胺类，后来除了与苯丙胺类类似的化合物，还有肌肉增强剂等药物。近年来为了钻兴奋剂检查的空子，很多替代物如雨后春笋般冒了出来。它们具有与兴奋剂类似的效果，只是稍微改动一下现存化合物的化学结构，无法立刻被检测出来。服用这种化合物何止是不公平，甚至会赔上选手的前途。2007年10月，曾在2000年悉尼奥运会夺得5块奖牌，其中包括3块金牌的美国选手马里昂·琼斯（1975—）坦白，自己曾服用了增强肌肉的甾体剂，结果她的奥运奖牌被全部收回。

之前我们提到过那些为出成果不惜伪造论文的本末倒置的行为，其实兴奋剂也有着与之类似的情况。服用兴奋剂的运动员本人应该最清楚，造假得来的成果即便获得世间承认也是空虚的，最终只会给自己带来不幸。

现代的食物相克

华法林是科学家在1948年发现的医药品，这个名字是将1939年发现华法林的原型——双香豆素的威斯康星校友研究基金会与香豆素的词尾合并起来而构成的。双香豆素是一种抗凝血药，从豆科的草木樨分离而来，可由香豆素生成。华法林可能会导致患者的肝功能障碍，不过这只是个别例外，而香豆素则具有肝毒性。所以有人会因为华法林是香豆素的诱导体，而误以为它会导致肝功能障碍。

不过，在服用华法林时必须注意纳豆的摄入，这与它的作用机理有关。华法林通过阻抗维生素K来表现出抗凝血活性，但纳豆菌会在肠内产生大量维生素K。因此，一边服用华法林一边吃纳豆会阻碍药效的发挥。还需要注意的是，生菜也含有大量维生素K，因此也会削弱华法林的效果。

说到西柚汁中含有的呋喃香豆素及其相关化合物，它们会对某些降压药、免疫抑制药、抗过敏药、抗焦虑药、促卵泡激素、高脂血症药、抗艾滋病药等药剂的代谢产生抑制作用，因为呋喃香豆素等物质会抑制肠管壁内进行药物代谢的酶的活性。所以，将前述的药物与西柚汁一同饮用时，这些药物因无法在人体有效代谢，反而给人体带来危害。

毒与药的犯罪

第二次世界大战后日本发生过的毒与药相关事件，有使用天然物的，比如氰酸化合物或乌头之类，也有使用化学合成有机物的，比如沙林之类。甚至还有让人大量服用对乙酰氨基酚（泰诺）这种评价较好的解热镇痛药来实施杀害以骗取保险金的事件。

使用氰酸化合物的案例中最有名的是1948年发生的帝银事件，这个事件直到现在还留存着诸多谜团，如未能确定使用的毒物种类，真凶其实另有他人等。犯人以预防传染病为借口，令银行工作人员服下氰酸化合物［也有人认为不是丙酮氰醇，$(CH_3)_2C(OH)CN$］，并夺取了现金，死者多达12名。

1984年，发生了格力高·森永事件。本次事件虽然没有死伤者，却也十分蹊跷，因为有人把掺了氰酸化合物的点心放在了店门口。1998年又发生了奇利柯医生[1]事件，居住在札幌的27岁男子（事件被发现后自杀）在网上开设了一个名为"奇利柯医生诊察室"的主页，而居住在东京的24岁女性通过它购买氰酸钾服用后身亡。

说起与砷元素有关的事件就不得不提到1955年，森永乳业发生的牛奶砷中毒事件。工厂在奶粉制造过程中使用的安定剂是含砷的工业用原料，由此导致了一万几千人中毒，以及多名患者死亡。在1998年的和歌山毒咖喱事件中，有4人因亚砷酸中毒死亡。最初警方公布消息称检测出了氰酸化合物（《朝日新闻》1998年7月28日）。但由于氰酸中毒一般为急性，而该事件的中毒者是长时间后才表现出症状，检方心生讶

1　奇利柯医生：手冢治虫著名漫画《怪医黑杰克》中一名提供安乐死服务的医生角色。——译者注

异才想到死因可能并非氰酸。或许是鉴定机构测出了超微量物质将结论带偏了，也或许是谁都没想到时至现代还会有人用砒霜下毒吧。

乌头和含砷化合物一样，是自古以来就为人熟知的毒物。1986年的冲绳乌头保险金杀人事件致1人死亡。2000年，埼玉县则发生了用掺入乌头的红豆面包来下毒的保险金杀人事件，这个事件的犯人最初计划让对象大量服用对乙酰氨基酚（泰诺）来实施杀人。

还有利用给狗实施安乐死的药物（毒物）来杀人的事件。1994年有凶手使用氯化琥珀胆碱下毒，即世称的大阪爱犬家连续杀人事件，导致5人死亡。第二年又发生了埼玉爱犬家杀人事件，这次凶手使用硝酸番木鳖碱杀害了4人。氯化琥珀胆碱和硝酸番木鳖碱据说都是从业者废弃的狗安乐死药物，其中番木鳖碱是种植物生物碱。

再来说有机物。1994年6月27日与1995年3月20日，分别发生了松本沙林事件与地铁沙林事件，两者都是人们前所未闻的大事。两次事件中罪犯都用到了沙林这种化学武器，分别夺去了7人与12人的生命，并且还分别造成了213名与5 500余名重轻症患者。其中有些患者遭受了非常严重的伤害，还有许多患者哪怕被诊断为轻伤，也由于PTSD（创伤后应激障碍），陷入不敢乘坐地铁甚至不敢出门的状态，无法正常生活。地铁沙林事件中，本来用于战场的化学武器沙林第一次以恐怖袭击的面貌出现在闹市区，这在毒物历史上都是可以大书特书的一笔。

除上述事件以外，1991年东京大学发生过醋酸铊（CH_3COOTl）咖啡投毒导致1人死亡的事件，1998年新潟等地发生过数起三氮化钠（NaN_3）中毒事件。以后者为契机，三氮化钠被厚生劳动省指定为毒物。

以石井四郎（1892—1959）军医中将为首领的731部队（关东军细菌战部队）曾在中国东北地区以开发生化武器为由反复进行令人

发指的活体实验，战后没过多久，这件事就大白于天下（森村诚一《新版恶魔的饱食》）。书中说："贤者从历史中学习，愚者从经验中学习。"为了不再愚蠢地重蹈覆辙，我们必须学会以史为鉴。

在"有毒红酒事件"中，虽然没有出现死者或危重中毒者已属万幸，但这件事让我们对毒的思考感触更加深刻。1985年夏季，欧洲进口的红酒中混进了防冻液二甘醇（$HOCH_2CH_2OCH_2CH_2OH$）。原本这种具有甜味与醇味的高级红酒（贵腐酒）应该是用寄生了特殊菌类的原料葡萄酿造出来的。而因为二甘醇也带有甜味与醇味，所以制造方将其加入红酒以次充好。它虽然没有令人不快的味道或气味，但大量服用会导致恶心、头疼、眩晕、腹痛、腹泻等症状，严重时还会出现痉挛、昏睡、肺水肿、心衰竭等症状，甚至死亡，除此之外，它还有抑制中枢神经的作用。二甘醇的危险量大致是每千克1毫升，也就是说，体重60千克的人服用60毫升就会有危险。

死刑与毒物

善用农药与抗生素能给人类带来幸福，但以杀戮为目的使用毒物的人则要受到严厉的惩戒，这一点我们必须牢记于心。

在地球上，当人类犯下重罪时，根据某些国家（包括日本）或地区（比如美国的某些州）的法律，将会判处剥夺其生命的死刑，这是十分严肃的现实。地方不同，执行方法也各种各样，如美国某个州是采用药物来执行死刑的。举例来说，他们一般会使用硫喷妥钠、泮库溴铵及氯化钾这3种药物（毒物）。

其中，硫喷妥钠用来让受刑者入睡，泮库溴铵起到肌肉松弛作用，而氯化钾则使心脏停止跳动。安眠药硫喷妥钠和与玛丽莲·梦露（1926—1962）之死相关的戊巴比妥钠类似，而氯化钾是1991年发生的东海大学病院安乐死事件中使用的药物。

医药分业与药剂师

如今我们深深地感到药与毒的界限越来越难区分。不论怎么小心谨慎，这世上都不存在万无一失的药物，这也就是药毒同源的真意。

日本此前之所以会出现如此严重的药害，一个很大的原因在于药物的错误使用。其中因奎诺仿导致的 SMON 和肌肉萎缩症甚至可以称为医原病，换言之，就是药物使用过量或采用了错误的用法。还有些药物问题虽没有公之于世，但也有可能已经形成了大量药害预备军。要断绝这个主因，一个有效的方法就是实行完全的医药分业。

之前我们已经多次提到这个概念，姑且再来复习一下。医药分业指的是由医师诊察患者，在必要的情况下开出处方笺，再由患者拿着处方笺请药剂师来进行调剂的系统。看似顺理成章，但却是一个相当重要的系统。这在发达国家的医疗中是个极为正常的做法，但遗憾的是，在日本还未形成常规。很大一部分原因就是明治时代的汉方医生未经考试就直接获得了西洋医生的执照，但是"医疗＝药"这套汉方医自行给药的习惯仍根深蒂固地存在于医师和患者脑中。

毫无疑问，日本的药学处于世界较领先水平，但人们对承担着第一线重任的药剂师这一工作的理解程度却与发达国家相去甚远。这一现状，不论对日本医疗还是对患者来说都实属不幸。

恰好，2006年开始，日本的药剂师培养机构——大学药学部的教育年限由过去的4年制变为了6年制。此刻我们不得不再一次对如下的问题进行深入的思考：学生在大学里经过6年时间研修学问，通过国家考试成为药剂师，他们将怎样以自己的活跃表现来维持国民的健康，国家又将给药剂师怎样的待遇呢？当前的日本，唯一懂得毒与药的专家（管理者）——药剂师的作用尚未完全发挥出来，他们也未获得令人满意的待遇，这个现状着实令人感到惋惜。

后记

首先笔者想说说归纳出这本《毒与药的世界史》的前因后果。此前，笔者已执笔了《生物碱——毒与药的宝库》（共立出版）、《图解杂学——毒的科学》（夏目社）、《毒与药的科学——由毒见药·由药见毒》（朝仓书店）等和毒与药相关的书籍。这些书主要以毒与药的化学及作用为着力点，而在执笔过程中笔者开始对毒与药跟人类步伐（历史）的关系产生了强烈的兴趣。人类之所以为人类的原因之一或许就是使用了毒与药，并且笔者感到，随着人类文明发展，"毒与药的世界"也有了巨大的进展。

因此，笔者专门以毒与药的文化（历史）与人类历史关联的事件，以及人类历史又是如何跟"毒与药的世界"发生关系的为焦点，将当时收集到的信息整理汇总成了本书。所以，本书的标题或许也可以念作《毒与药的世界史》吧。

还未决定出版社时（不过冥冥之中就把中公新书作为了目标），笔者一有时间就会进行原稿的整理。有一次跟某个出版社的责任编辑闲聊时无意间提到了此事，也算是缘分吧，就把本书的出版提上了日程，这令笔者感到很不可思议，也十分开心。

世界各地分布着啤酒、红酒、威士忌、伏特加、龙舌兰酒、日本酒、烧酒等多种酒类，也有咖啡、红茶、绿茶、乌龙茶、可可等软饮料。它们虽各有特色，但就拿酒来说，不论原料和制法有多不一样，都必定有酵母参与其中，令人晕醉的成分也都是在酵母发酵作用下生成的酒精（乙醇）。而咖啡、茶、可可虽各自来源于毫不相干的地域与植物，但它们都含有咖啡因类物质。这些物种在地理上相距甚远，而人们又是如何发现它们的共通点的呢？并且，适量摄取酒精与咖啡因类物质对人类完全没有影响，酒甚至还有"百药之长"的美誉，但如果体内代谢酶不足，大量摄取这两类物质都有可能引起严重的不良症状，尤其是酒。

毒与药是不可分割的，笔者将其称为"药毒同源"。在执笔前述的《毒与药的科学》时，笔者将其副标题定为"由毒见药·由药见毒"。这句话想表达的是：单一地从药或毒的视角出发，可能会看不清某些事实，而通过药到毒或毒到药的视角就能发现藏于盲点的真相。这些能对活体产生某种作用的生物活性物质，用得好能成为对身体有益的药，用得不好则必然会显示出毒性。化合物本身虽然性质稳定，但使用的人不同，它是成为救人的药还是变为害人的毒，这之中的选择权与责任便凸现了出来。因此医疗领域中，药剂师这个熟知毒与药双方立场的专业人员的介入是必不可少的，本书也对其进行了多次论述。

人类已经找到了将危险植物"转危为安"的方法，也有将明显带有剧毒的植物用于治疗的案例。此外，世界各地还能见到许多积极使用植物毒、动物毒作为箭毒、鱼毒的方法，而自古以来，人们食用这些用毒获取的猎物却不会中毒。但这些信息只留存于口口相传的故事中，没有保留成文字。古老的记录中肯定会包含关于毒与药的内容，古代的人们发明文字、黏土板、莎草纸、纸、笔、墨、墨水，仿佛就是为了记录这些事物。

严格来说，笔者的专业是天然产物化学，专门对药用动植物或微生物的有用成分进行化学研究。说得更直白些，是探索药草等物质的有效成分或新抗生素，并对它们的化学结构进行研究。因此，笔者不是历史方面的专家，还望各位读者能谅解文中的浅薄之处。本书的标题写的是世界史，实际上从历史区分来说是以日本史为参照，因为这样对日本人而言更容易获得感性的理解。另外，由于笔者并非学史出身，尤其在历史事件上恐怕会出现错误。当事件存在异说时，笔者期望尽可能公平地对它们进行阐述，假如有理解上的偏差或错误，笔者愿意承担相关的责任，若有读者朋友能予以指正更将不胜感激。

本书中还曾提到"风茄"等说法，这些仅仅是用来表示植物与事实关系的别称，绝对没有侵害人权的意思，还望各位读者能予以明辨。并且，本书中提到的各种化合物的生物活性顶多只是学问上的知见，万不可囫囵吞枣而直接应用于自己或他人的治疗，切记切记。

笔者能著就本书，多亏前人诸多著作的助力。其中一部分列入了参考文献，以表对前辈们伟大努力的敬意。从完成原稿到出版，笔者自始至终都得到了中公新书编辑部松室徹先生的照顾，还劳烦到了各位校对人员。尤其是柴田承二老师（东京大学名誉教授·明治药科大学名誉教授）用书信将其祖父柴田承桂老师的经历与业绩详尽地告知于笔者，还赐予了宝贵的资料；长崎市西博尔德纪念馆的织田毅先生则帮助笔者寻找伯格的相关资料，并赐予了影印本，实在是万分感激。

最后笔者想说，一直守护在身边的家人（妻子纪子与女儿亚纪子）也是笔者完成本书的源动力。

2008年深秋　于红叶环绕的美丽校园

船山信次

参考文献

青井石子 "長井博士書簡抄" 私家版 , 1929年

朝北奈泰彦 "正倉院藥物" 植物文献刊行會 , 1955年

天野宏 "明治期における医薬分業の研究" ブレーン
　　　出版 , 1998年

天野宏 "概説薬の歴史" 薬事日報社 , 2000年

有吉佐和子 "華岡青洲の妻" 新潮文庫 , 1970年

安藤更生 "鑑真" （人物叢書）吉川弘文館 , 1967年

飯沼和生・菅野富夫 "高峰譲吉の生涯" 朝日選書、
　　　朝日新聞社 , 2000年

池田美恵訳 "世界の名著 プラトンⅠ" 中央公論社 ,
　　　1966年

伊沢凡人 "薬学の創成者たち" 研数広文館 , 1977年

石井研堂 "明治事物起原" 四、ちくま学芸文庫 ,
　　　1997年

石井元助 "毒矢の文化" 紀伊國屋新書 , 1963年

石井元助 "毒薬" 毎日新聞社 , 1965年

石井元助"ガマの油からLSDまで"第三書館，1990年

石坂哲夫"くすりの歴史"日本評論社，1979年

石坂哲夫"薬学の歴史"南山堂，1981年

石坂哲夫"やさしいくすりの歴史"南山堂，1994年

石田名香雄・日沼頼夫"病原微生物学"金原出版，1969年

石山禎一"シーボルト"里文出版，2000年

一戸良行"毒草の雑学"研成社，1980年

一戸良行"麻薬の科学"研成社，1982年

一戸良行"毒草の歳事記"研成社，1988年

一戸良行"古代がみえてくる本——毒からの発想"研成社，1993年

井上尚英"生物兵器と化学兵器"中公新書，2003年

井上尚英"図解雑学生物・化学兵器"ナツメ社，2008年

井上靖"天平の甍"中央公論社，1957年

李寧熙"もう一つの万葉集"文藝春秋，1989年

岩井和夫・渡辺達夫"トウガラシ——辛味の科学"幸書房，2000年

上田三平（三浦三郎）"日本薬園史の研究"渡辺書店，1972年

上野益三"日本博物学史"講談社学術文庫，1989年

宇賀田為吉"タバコの歴史"岩波新書，1973年

内林政夫"ピル誕生の仕掛け人"化学同人，2001年

内林政夫「キニーネ：発見・命名とストーク教授の立体選択的全合成」"フ
　　ァルマシア"38巻、234頁，2002年

梅澤恵美子"額田王の謎"PHP文庫，2003年

梅原寛重"薬草と毒草"博品社，1998年

ジョージ・ウルダング（清水藤太郎訳）"薬学・薬局の社会活動史"南山堂，
　　1973年

江口圭一"日中アヘン戦争"岩波新書，1988年

大木幸介"毒物雑学事典"ブルーバックス、講談社，1984年

大熊規矩男"タバコ"現代教養文庫、社会思想研究会出版部，1961年

大熊規矩男 "日本のタバコ" 現代教養文庫、社会思想社, 1963年

大塚恭男 "医学史こぼれ話" 臨床情報センター, 1995年

大槻真一郎 "プリニウス博物誌——植物篇" 八坂書房, 1994年

大槻真一郎 "プリニウス博物誌——植物薬剤篇" 八坂書房, 1994年

大場秀章 "江戸の植物学" 東京大学出版会, 1997年

大原健士郎 "現代のエスプリ No.75 麻薬" 至文堂, 1973年

岡倉天心 "茶の本" 岩波文庫, 1961年

岡倉天心（桶谷秀昭訳）"茶の本" 講談社学術文庫, 1994年

岡崎寛蔵 "くすりの歴史" 講談社, 1976年

緒方富雄 "緒方洪庵伝" 岩波書店, 1977年

小川鼎三 "医学の歴史" 中公新書, 1964年

"科学朝日" "スキャンダルの科学史" 朝日選書、朝日新聞社, 1989年

笠原英彦 "歴代天皇総覧" 中公新書, 2001年

梶田昭 "医学の歴史" 講談社学術文庫, 2003年

レイチェル・カーソン（青樹簗一訳）"沈黙の春" 新潮社, 1987年（"生と死の妙薬" 新潮社, 1964年の改題）

門崎允昭 "アイヌの矢毒トリカブト" 北海道出版企画センター, 2002年

金尾清造 "長井長義伝" 日本薬学会, 1960年

金子務 "江戸人物科学史" 中公新書, 2005年

川喜田愛郎 "パストゥール" 岩波新書, 1967年

川島祐次 "朝鮮人参秘史" 八坂書房, 1993年

川端康成（訳者代表）"日本古典文庫7 竹取物語・伊勢物語・落窪物語" 河出書房新社, 1976年

北里一郎 "北里柴三郎の人と学説" 私家版, 1977年

北里研究所七十五年誌編集委員会 "北里研究所七十五年誌" 北里研究所, 1992年

北里柴三郎・中村桂子 "北里柴三郎 破傷風菌論" 哲学書房, 1999年

木村陽二郎 "日本自然誌の成立" 中央公論社, 1974年

デボラ・キャドバリー（井口泰泉監修、古草秀子訳）"メス化する自然"集
　　英社, 1998年

京都大学大学院薬学研究科"新しい薬をどう創るか"ブルーバックス、講
　　談社, 2007年

清原重巨"草木性譜・有毒草木図説"八坂書房, 1989年（オリジナルは、
　　それぞれ3巻、2巻本として1827年に刊行）

宮内庁正倉院事務所"正倉院"（財）菊葉文化協会, 1993年

宮内庁正倉院事務所（柴田承二監修）"図説正倉院薬物"中央公論新社,
　　2000年

邦光史郎"謎の正倉院"祥伝社, 1990年

エドアル・グリモー（田中豊助他訳）"ラボアジエ"内田老鶴圃, 1995年

ケンペル（斎藤信訳）"江戸参府旅行日記"東洋文庫、平凡社, 1977年

小曽戸洋"漢方の歴史"大修館書店, 1999年

リチャード・ゴードン（倉俣トーマス旭・小林武夫訳）"歴史は病気でつ
　　くられる"時空出版, 1997年

小林照幸"海洋危険生物"文春新書, 2002年

小山鐵夫"資源植物学"講談社サイエンティフィク, 1984年

K・ゴルトアンマー（柴田健策・榎木真吉訳）"パラケルスス"みすず書房,
　　1986年

齋藤實正"オリザニンの発見——鈴木梅太郎伝"共立出版, 1977年

酒井シヅ"薬と人間"スズケン, 1982年

坂口謹一郎"酒学集成"1、岩波書店, 1997年

佐藤磐根"生命の歴史"NHKブックス、日本放送出版協会, 1968年

志賀潔"或る細菌学者の回想"日本図書センター, 1997年

志賀潔原（田中文章）"細菌学を創ったひとびと"北里メディカルニュース
　　編集部, 1984年

篠田達明"病気が変えた日本の歴史"生活人新書、日本放送出版協会,
　　2004年

芝哲夫訳"ポンペ化学書——日本最初の化学講義録"化学同人, 2005年

芝哲夫 "日本の化学の開拓者たち" 裳華房 , 2006年

柴田承二 "薬学研究余録" 白日社 , 2003年

澁澤龍彦 "毒薬の手帖" 河出文庫 , 1984年

ジーボルト（斎藤信訳）"江戸参府紀行" 東洋文庫 、平凡社 , 1967年

島尾忠男 "結核との闘いから何を学んだか" 結核予防会 , 1981年

清水藤太郎 "日本薬学史" 南山堂 , 1949年

M・シュタイネック、K・ズートホフ(小川鼎三監訳)"図説医学史" 朝倉書房 ,
　　　1982年

ジョー・シュワルツ（栗本さつき訳）"シュワルツ博士の‘化学はこんなに
　　　面白い’" 主婦の友社 , 2002年

白幡洋三郎 "プラントハンター" 講談社学術文庫 , 2005年

新村拓 "古代医療官人制の研究" 法政大学出版局 , 1983年

杉靖三郎 "夜明けの人杉田玄白" 徳間書店 , 1976年

杉浦明平訳 "レオナルド・ダ・ヴィンチの手記" 上・下、岩波書店 ,
　　　1954・58年

杉田玄白(酒井シヅ現代語訳)"解体新書" 講談社学術文庫 , 1998年

杉原正泰・天野宏 "横浜のくすり文化" 有隣新書 , 1994年

杉本つとむ "江戸の博物学者たち" 講談社学術文庫 , 2006年

杉山茂 "薬史こぼれ話" 薬事日報新書 , 2004年

杉山二郎・山崎幹夫 "毒の文化史" 学生社 , 1990年

鈴木昶 "江戸の妙薬" 岩崎美術社 , 1991年

砂川幸雄 "北里柴三郎の生涯" NTT出版 , 2003年

関崎正夫 "化学よもやま話" 東京化学同人 , 2000年

宗田一 "渡来薬の文化誌" 八坂書房 , 1993年

高橋五郎訳 "プルターク英雄伝" 第一巻、国民文庫刊行会 , 1914年

高橋輝和 "シーボルトと宇田川榕菴──江戸蘭学交遊記" 平凡社新書 ,
　　　2002年

高山一彦 "ジャンヌ・ダルク" 岩波新書 , 2005年

立木鷹志 "毒薬の博物誌" 青弓社 , 1996年

立川昭二 "病気の社会史" NHK ブックス、日本放送出版協会，1971年

立川昭二 "日本人の病歴" 中公新書，1976年

立川昭二 "明治医事往来" 新潮社，1986年

立川昭二 "病いの人間史　明治大正昭和" 新潮社，1989年

立川昭二 "養生訓の世界" 日本放送出版協会，2001年

辰野高司 "日本の薬学" 薬事日報新書，2001年

田中実 "化学者リービッヒ" 岩波新書，1951年

譚璐美 "阿片の中国史" 新潮新書，2005年

陳舜臣 "実録 アヘン戦争" 中公新書，1971年

陳舜臣 "秦の始皇帝" 尚文社ジャパン，1995年

津谷喜一郎・仙波純一編著 "薬の歴史・開発・使用" 放送大学教育振興
　　会，2000年

土橋寛 "持統天皇と藤原不比等" 中公新書，1994年

常石敬一 "消えた細菌戦部隊——関東軍第七三一部隊" ちくま文庫，1993年

常石敬一 "医学者たちの組織犯罪——関東軍第七三一部隊" 朝日文庫，
　　1999年

常石敬一 "20世紀の化学物質——人間が造り出した '毒物'" 日本放送出
　　版協会，1999年

常石敬一他 "日本科学者伝" 小学館，1996年

Ｃ・Ｐ・ツュンベリー（高橋文訳）"江戸参府随行記" 東洋文庫、平凡社，
　　1994年

ノーマン・テイラー（難波恒雄・難波洋子訳注）"世界を変えた薬用植物"
　　創元社，1972年

ルネ・デュボス（長野敬訳）"パストゥール——20世紀科学の先達" 河出書
　　房，1968年

寺島良安（島田勇雄・竹島淳夫・樋口元巳訳注 "和漢三才図会" 15-18、東
　　洋文庫、平凡社，1990-91年

天理図書館善本叢書和書之部編集委員会 "香要抄・薬種抄" 八木書店，
　　1977年

土井康弘 "本草学者平賀源内" 講談社選書メチエ, 2008年

遠山美都男 "大化改新" 中公新書, 1993年

島越泰義 "正倉院薬物の世界" 平凡社新書, 2005年

直木孝次郎 "日本古代国家の成立" 講談社学術文庫, 1996年

中尾佐助 "栽培植物と農耕の起源" 岩波書店, 1966年

中尾佐助 "花と木の文化史" 岩波新書, 1986年

長木大三 "北里柴三郎——北里大学学祖" 竹内書店新社, 1977年

長木大三 "北里柴三郎" 慶應通信, 1986年

長崎大学薬学部 "出島のくすり" 九州大学出版会, 2000年

長野敬 "パストゥール——アルコール発酵論他25論文" 朝日出版社, 1981年

中村梧朗 "母は枯葉剤を浴びた——ダイオキシンの傷あと" 新潮文庫,
　　　1983年

七三一研究会 "細菌戦部隊" 晩聲社, 1996年

奈良文化財研究所 "奈良の寺——世界遺産を歩く" 岩波新書, 2003年

難波恒雄 "漢方・生薬の謎を探る" NHK ライブラリー、日本放送出版協会,
　　　1998年

西村佑子 "魔女の薬草箱" 山と渓谷社, 2006年

日本薬学会 "日本薬学会百年史" 日本薬学会, 1982年

日本薬局方解説書編集委員会 "第十五改正日本薬局方解説書" 廣川書店,
　　　2006年

日本薬局方公布五十年記念祝賀会 "日本薬局方五十年史" 同祝賀会, 1936年

日本薬局方百年史編集委員会 "日本薬局方百年史" 日本公定書協会, 1987年

根本曽代子 "朝比奈泰彦伝" 廣川書店, 1966年

野副鉄男 "有機化学" 上、廣川書店, 1970年

秦佐八郎論説集編集委員会 "秦佐八郎論説集" 北里研究所・北里学園,
　　　1981年

林一 "薬学のためのアリバイ工作" 海鳴社, 1983年

林一 "日本の薬学教育" 日本評論社, 2000年

原光雄 "化学入門" 岩波新書, 1953年

春山行夫 "クスリ奇談" 平凡社 , 1989年

春山行夫 "ビールの文化史" 1・2、平凡社 , 1990年

ハロルド・バーン (高木敬次郎・粕谷豊訳) "くすりと人間" 岩波書店 ,
　　　1965年

廣田鋼蔵 "明治の化学者" 東京化学同人 , 1988年

廣田鋼蔵 "化学者池田菊苗" 東京化学同人 , 1994年

ローラ・フォアマン (岡村圭訳) "悲劇の女王クレオパトラ" 原書房 ,
　　　2000年

ロバート・フォーチュン (三宅馨訳) "江戸と北京" 廣川書店 , 1969年

福田眞人 "結核という文化" 中公新書 , 2001年

富士川游 (小川鼎三校注) "日本医学史綱要" 1・2、東洋文庫、平凡社 ,
　　　1974年

富士川游 "富士川游著作集5" (民間薬)、思文閣出版 , 1981年

藤村由加 "額田王の暗号" 新潮文庫 , 1994年

船山信次 "正倉院薬物調査研究補遺" "ファルマシア" 28巻、1131頁 ,
　　　1992年

船山信次 "ニューギニアの鳥類よりバトラコトキシン類の有毒アルカロイド
　　　発見――鴆毒も実在した?" "ファルマシア" 29巻、1144頁 , 1993年

船山信次 "アルカロイド――毒と薬の宝庫" 共立出版 , 1998年

船山信次 "図解雑学毒の科学" ナツメ社 , 2003年

船山信次 "有機化学入門" 共立出版 , 2004年

船山信次 "毒と薬の科学――毒から見た薬・薬から見た毒" 朝倉書店 ,
　　　2007年

古田紹欽全訳注 "栄西喫茶養生記" 講談社学術文庫 , 2000年

レジーヌ・ペルヌー(塚本哲也監修、遠藤ゆかり訳) "奇蹟の少女ジャンヌ・ダ
　　　ルク" 創元社 , 2002年

ジム・ホグシャー (岩本正恵訳) "アヘン" 青弓社 , 1995年

星新一 "人民は弱し　官吏は強し" 新潮文庫 , 1978年

星新一 "明治・父・アメリカ" 新潮文庫 , 1978年

星新一訳 "竹取物語" 角川文庫，1987年

真壁仁 "紅と藍" 平凡社カラー新書，1979年

槇佐知子 "日本の古代医術——光源氏が医者にかかるとき" 文春新書，
　　1999年

槇佐知子 "くすり歳時記——古医学の知恵に学ぶ" ちくま文庫，2000年

増井幸夫・神崎夏子 "植物染めのサイエンス" 裳華房，2007年

松井壽一 "薬の文化誌" 丸善ライブラリー，1991年

松尾聰・永井和子校注・訳 "枕草子"（日本古典文学全集）小学館，1974年

松田権六 "うるしの話" 岩波新書，1964年

松田壽男 "古代の朱" ちくま学芸文庫，2005年

松本清張 "眩人" 中公文庫，1983年

マルタ・マルクワルト（近藤忠雄訳）"エールリッヒ博士の思ひ出" 白水社，
　　1943年

ジャン・ド・マレッシ（橋本到・片桐祐訳）"毒の歴史" 新評論，1996年

ジュール・ミシュレ（森井真・田代葆訳）"ジャンヌ・ダルク" 中公文庫，
　　1987年

宮木高明 "薬" 岩波新書，1957年

宮木高明 "薬学概論" 廣川書店，1971年

三宅久雄 "正倉院に見る鑑真和上の足跡" 国宝鑑真和上展カタログ、166頁，
　　2004年

宮里勝政 "タバコはなぜやめられないか" 岩波新書，1993年

宮田親平 "ガン特効魔法の弾丸への道" 新潮選書，1989年

宮田親平 "毒ガス開発の父ハーバー" 朝日選書、朝日新聞社，2007年

宮田秀明 "ダイオキシン" 岩波新書，1999年

村上春樹 "アンダーグラウンド" 講談社，1997年

村松剛 "ジャンヌ・ダルク" 中公新書，1967年

ウォルター・モードる、アルフレッド・ランシング（宮木高明訳）"薬の話"
　　タイムライフインターナショナル，1968年

森銑三 "おらんだ正月——江戸時代の科学者たち" 角川書店，1962年

森口展明他 "木クレオソート製剤の史的変遷" "薬史学雑誌" 42巻、110頁，
　　2007年

森村誠一 "新版 悪魔の飽食" 角川文庫，1983年

森村誠一 "新版 続・悪魔の飽食" 角川文庫，1983年

アンドレ・モロワ（新庄嘉章・平岡篤頼訳）"アレミングの生涯" 新潮社，
　　1959年

矢部一郎 "江戸の本草" サイエンス社，1984年

山岡望 "リービッヒ～ウェーラー往復書簡" 内田老鶴圃新社，1966年

山岡望 "化学史筆" 内田老鶴圃新社，1976年

山川浩司 "国際薬学史——東と西の医薬文明史" 南江堂，2000年

山崎昶 "化学と歴史とミステリー" 裳華房，1998年

山崎幹夫 "毒の話" 中公新書，1985年

山崎幹夫 "毒薬の誕生" 角川選書，1995年

山崎幹夫 "薬と日本人" 吉川弘文館，1999年

山西貞 "お茶の科学" 裳華房，1992年

山脇悌二郎 "近世日本の医薬文化——ミイラ・アヘン・コーヒー" 平凡社
　　選書，1995年

吉岡信 "江戸の生薬屋" 青蛙房，1994年

吉田孝 "古代国家の歩み"（大系日本の歴史3）小学館，1988年

吉田光邦 "江戸の科学者たち" 現代教養文庫、社会思想社，1969年

吉田光邦 "日本科学史" 講談社学術文庫，1987年

由水常雄 "正倉院の謎" 徳間書店，1977年

米田該典 "洪庵のくすり箱" 大阪大学出版会，2001年

米田該典 "大阪とくすり" 大阪大学出版会，2002年

米田雄介 "正倉院と日本文化" 吉川弘文館，1998年

読売新聞科学部 "環境ホルモン・何がどこまでわかったか" 講談社現代新
　　書，1998年

C.H.ラウォール（日野厳・久保寺十四夫訳）"世界薬学史" 科学書院，1981年

ルネ・ヴァレリー・ラド（桶谷繁雄訳）"パスツール伝"白水社, 1961年

李時珍 "本草綱目"商務印書館、香港, 1930年

ジャック・ルゴフ（柏木英彦・三上朝造訳）"中世の知識人"岩波新書,
　　　1977年

セルマン・ワクスマン（飯島衛訳）"微生物とともに"新評論, 1955年

渡辺正雄 "文化としての近代科学"講談社学術文庫, 2000年

渡辺雄二 "超毒物ダイオキシン"ふたばらいふ新書、双葉社, 1998年

渡辺雄二 "脳をむしばむ環境ホルモン"ふたばらいふ新書、双葉社, 1999年

M.J.Balick , P.A.Cox , *Plants , People , and Culture* , Scientific American Library ,
　　　New York , 1996.

J. Bruneton , *Toxic Plants* , Lavoisier Publishing Inc. , Paris , 1999.

R.E.Schultes , A.Hofmann , *Plants of the Gods* , McGraw-Hill Book Company ,
　　　New York , 1979.

S.Funayama , G.A.Cordell , Alkaloids , *A Treasury of Poisons and Mediunes* ,
　　　Elsevier Inc. , USA , 2015.

图书在版编目（CIP）数据

毒物与药物的世界史 /（日）船山信次著；林枫译
. --重庆：重庆大学出版社，2022.4

ISBN 978-7-5689-2953-0

Ⅰ.①毒… Ⅱ.①船… ②林… Ⅲ.①毒物—医学史
—世界—普及读物 ②药物—医学史—世界—普及读物
Ⅳ.①R9-091

中国版本图书馆CIP数据核字（2021）第210450号

毒物与药物的世界史

DUWU YU YAOWU DE SHIJIESHI

[日]船山信次　著
林　枫　译

责任编辑：赵艳君　黄永红
版式设计：赵艳君
责任校对：邹　忌
责任印制：赵　晟
*
重庆大学出版社出版发行
出版人：饶帮华
社址：重庆市沙坪坝区大学城西路21号
邮编：401331
电话：（023）88617190　88617185（中小学）
传真：（023）88617186　88617166
网址：http://www.cqup.com.cn
邮箱：fxk@cqup.com.cn（营销中心）
全国新华书店经销
印刷：重庆市正前方彩色印刷有限公司
*
开本：720mm×1020mm　1/16　印张：11.75　字数：159千
2022年5月第1版　　2022年5月第1次印刷
ISBN 978-7-5689-2953-0　　定价：46.00元

版贸核渝字（2017）第283号